最新 医療事務の
すべてが
わかる本

医療事務の仕事と魅力を徹底紹介！

監修　青地記代子

JN025482

日本文芸社

まるわかり 医療事務

医療事務の仕事とは

医療事務の仕事は、その流れから
大きく次の4つに分けられます。
医療機関によっては、これらの業務を
組み合わせて行います。

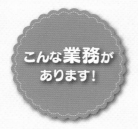

こんな**業務**が
あります！

受付

患者さんが病院で最初に接する
受付では、診察券や保険証の受
け渡し、診療費の受け取りなどを
行います。

くわしくは➡**P36**

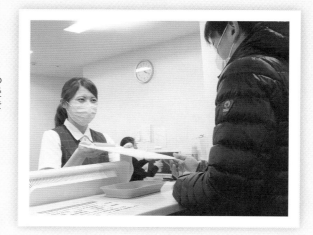

医事課

医療機関の収益の大部分を占
める会計業務や診療報酬請求
事務（レセプト作成）業務を行
います。

くわしくは➡**P42**

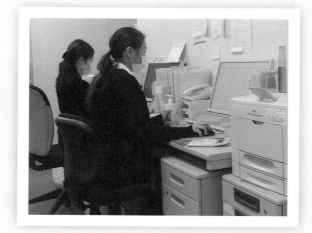

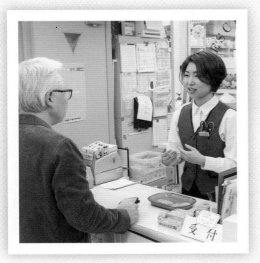

クラーク

外来では、再診患者さんの受診の受付・案内、カルテの準備などを行います。病棟では、各種伝票の処理、診察の準備、面会者の応対など、病棟内の事務的な業務を行います。
くわしくは➡**P50**

医療秘書

規模の大きな病院では、医師や看護師の数も多く、それらの方々の業務の管理・サポートを行います。
くわしくは➡**P56**

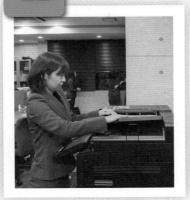

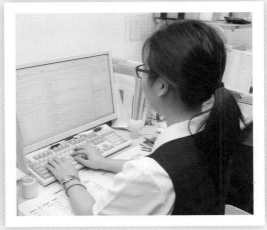

医師事務作業補助

医師の働き方改革のもと、今まで医師が行ってきた業務のうち、診断書等の文書の代理作成やカルテの入力代行等を行います。
くわしくは➡**P59**

くわしくは　医療事務とはこんな仕事➡**P22**
　　　　　　医療事務の仕事を見てみよう➡**P34〜59**

こんなところで働ける

医療事務職員
として働ける
職場紹介

医療事務のノウハウやスキルを生かせる
医療機関（医療施設）は、たくさんあります！
ここでは、その一部をご紹介します。

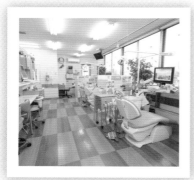

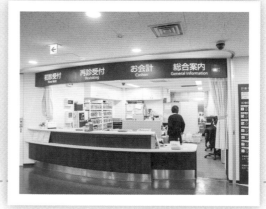

病　院

入院ベッドが20床以上ある医療機関を病院と呼びます。
救急・専門・高度医療などを専門とする大病院もあります。
規模の大きい病院は、入院・外来ともに各診療科ごとに分
かれていて、職員の数も多く、医療事務の仕事も専門分野
に分けられることが多いようです。

くわしくは➡**P62**

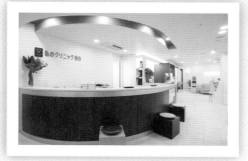

診療所・クリニック

外来中心で、○○医院、○○クリニック、○○
内科、○○眼科などという名前です。入院設
備はないか、入院ベッドがあっても19床以
下。医療事務の仕事もトータルなものにな
ることが多いようです。

くわしくは➡**P68**

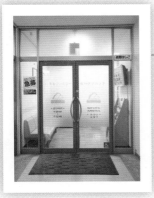

歯科医院

医療は医科と歯科に分かれ、歯科には歯科医や歯科衛生士もいます。歯科医院では、医療事務と歯科助手が兼任のところが多く、歯科医や歯科衛生士のアシスタントとして診療の補助なども行っています。

くわしくは➡**P72, P76**

調剤薬局

医療機関で発行された処方箋にしたがって薬を調剤し、患者さんに説明しながら薬剤を提供するところです。医師は処方箋の記載のみで、院内では薬を出さず、薬の調剤は薬剤師が調剤薬局で行うというのが医薬分業。受付や調剤報酬請求は医療事務職員が行います。

くわしくは➡**P79**

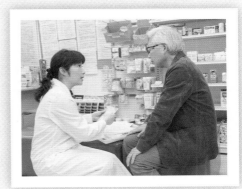

請負・派遣

医療事務のスペシャリストになれば、あちこちの病院に、レセプトコンピュータ（以下、レセコン）の指導にまわることもあります。

くわしくは➡**P86**

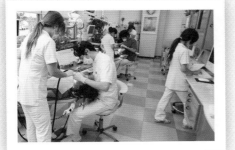

介護事業所

医療事務スタッフの新たな活躍の場として、さらに広がっているのが介護事業所です。介護保険のルールにしたがって介護事務を行います。

くわしくは➡**P90**

5

医療事務の仕事ってハッピー?

ほかの職種同様、
キャリアやスキルによって待遇は違いますが、
平均的な求人の一例を示します。

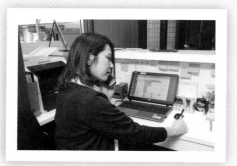

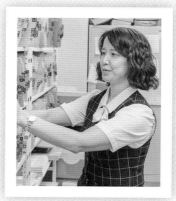

病院・介護事業所の 正職員・派遣の場合	¥ 月給 約**20**万円前後	🕐 勤務時間 シフト制・残業あり
歯科医院の 派遣・パートの場合	¥ 時給 約**1,100**円〜	🕐 勤務時間 **派遣でもシフト制** (パートなら週3〜4日勤務)
総合病院の パートの場合	¥ 時給 約**1,100〜1,600**円	🕐 勤務時間 週3日勤務
クリニックの パートの場合	¥ 時給 約**1,100〜1,600**円	🕐 勤務時間 シフト制

医療事務の給与は一般事務職程度が目安になるかもしれません。正職員で月給17〜20万円、派遣・パートで時給約1,100〜1,600円あたりが平均ともいわれています。正職員は各種保険完備（健康・厚生・雇用・労災）で、賞与や残業代の別途支給があります。また、経験やスキルを身につけ、ステップアップしていくことで、高給や高待遇も期待できます。

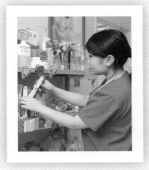

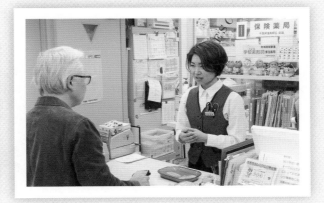

調剤薬局の正職員の場合	年収 約**350**万円前後	勤務時間 4週8休・残業なし（日曜・祝日休）

レセプト業務の請負など	年収 約**100〜300**万円程度	（能力、実績により、かなり幅があるようです）

クリニックの医療事務責任者（正職員）の場合	年収 約**300〜400**万円	勤務時間 4週8休・残業あり

くわしくは 医療事務職員の現実をのぞいてみよう➡P60〜91

医療事務、ここが面白い

医療事務の仕事の面白さや魅力について、現場で活躍しているみなさんに聞きました!

実力本位で働けて育児との両立も!

実力があれば保険請求事務に年齢は関係ありません。また、子どもがいるから不利なんてことはありません。医療事務に主婦が多いことがそれを証明しています。

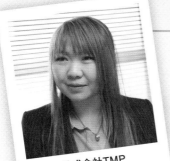

株式会社TMP
齋藤貴子代表取締役

経験をずっと生かせる!

医療事務には幅広い知識が必要です。違う職場で培った知識や能力こそ必ず役立ちます。

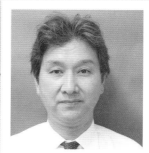

春山記念病院
水野浩司事務長

努力が欠かせない

医療事務は改正情報の勉強が重要です。

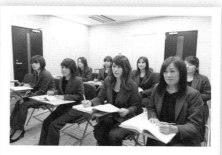

株式会社TMPのみなさん

🍀 事務職員は病院の顔

医療事務職員は単なる「事務職員」ではなく病院の「顔」であり「第一印象」です。経験だけではなく、「熱意」のある人を求めています。

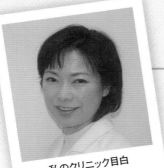

私のクリニック目白
平田雅子院長

🍀 人のために役に立つという 実感が得られます

初めて来られた患者さまが不安そうにしているときに、さりげなく声をかけて安心していただくこともあります。

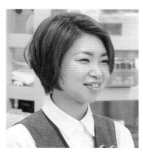

岡本薬局みなみ店
白石敦美さん

🍀 やりがいのある仕事です

患者さまのサポート、医院の運営に関われるとても奥深い仕事です。業務内容は多岐に渡り、自分で目指すべき姿を決めることで日々のお仕事のやりがいを感じています。

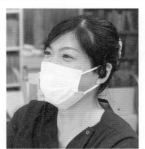

山手台クリニック歯科外来
横森美由紀さん

🍀 治療は受付から始まって います

患者さまの気持ちを先取りできる医療事務員であってほしい。

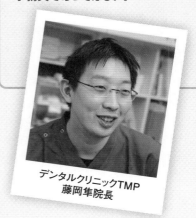

デンタルクリニックTMP
藤岡隼院長

くわしくは　医療事務のここが魅力➡P24
医療事務職員の現実をのぞいてみよう➡P60〜91

医療事務の試験はいつ行われる?

試験及び資格名	1月	2月	3月
診療報酬請求事務能力認定試験			
医療事務技能審査試験（メディカル クラーク®）	●	●	●
医療事務管理士®技能認定試験（医科·歯科）	●		●
医事管理士資格認定試験			
医療事務検定試験 ※―――	●	●	●
医療秘書技能検定試験			
医療管理秘書士·医療秘書士	●		
診療実務士認定試験	●		
認定医師秘書™試験			●
日本医師会医療秘書認定試験		●	
保健医療ソーシャルワーカー認定試験	●		
医師事務作業補助技能認定試験（ドクターズ クラーク®）	●		
メディカルケアワーカー®（看護助手）検定試験			●
ホスピタルコンシェルジュ検定試験	●	●	●
医療英会話技能認定	●	●	●
クリニック事務技能認定	●	●	●
デンタル·アテンダント検定試験	●	●	●
歯科助手技能認定	●学	●実	●学
診療情報管理士認定試験		●	
医療情報事務士資格認定試験 ※―――	●		
病歴記録管理士資格認定試験 ※―――			
医事コンピュータ技能検定試験			
医事オペレータ技能認定試験	●	●	●
レセプト点検実務士能力認定試験			
電子カルテ実技技能検定試験			
調剤事務管理士®技能認定試験	●	●	●
調剤報酬請求事務専門士検定試験			
調剤報酬請求事務技能認定	●	●	●
医療保険調剤報酬事務士	●	●	●
調剤秘書士	●	●	●
メディカル·フロント·コンシェルジュ技能認定	●	●	●
介護事務管理士®技能認定試験	●	●	●
介護保険事務管理士資格認定試験 ※―――			
ケア クラーク®技能認定試験	●		

医 科
歯 科
診療情報
レセコン
調 剤
介 護

※各教育指定校のスケジュールによる

10

主な医療事務資格の試験スケジュール

4月	5月	6月	7月	8月	9月	10月	11月	12月	受験資格・他	詳細ページ
			●					●		136
●	●	●	●	●	●	●	●	●		137
	●		●		●		●			138
						●		●	講座受講者	139
●	●	●	●	●	●	●	●	●		150
		●					●			140
						●			講座受講者	141
						●			講座受講者	147
		●			●			●	講座受講者	143
									講座受講者	144
							●		講座受講者	146
	●		●		●		●		経験者	142
			●					●	講座受講者、経験者	145
●	●	●	●	●	●	●	●	●		148
●	●	●	●	●	●	●	●	●	講座受講者	151
●	●	●	●	●	●	●	●	●	講座受講者	151
	●	●			●	●	●		[学は学科、実は実技]	149
●	●学	●実	●学	●	●学	●実	●学		技能修得者	153
									講座受講者	150
							●		講座受講者	152
							●	●	講座受講者	152
		●					●			157
●	●	●	●	●	●	●		●		158
		●						●		158
		●					●			162
●	●	●	●	●	●	●	●	●		154
			●					●		155
●	●	●	●	●	●	●	●	●	講座受講者	156
●	●	●	●	●	●	●	●	●		157
●	●	●	●	●	●	●	●	●		153
●	●	●	●	●	●	●	●	●	講座受講者	159
●	●	●	●	●	●	●	●	●		160
							●	●	講座受講者	160
	●				●					161

上記情報は2024年2月現在のものです。詳細は各主催者にお問い合わせください。

医科と歯科はこう違う

職場によって こんなに違う

同じ医療事務といっても、その仕事は
職場によって大きく違います。
ここでは、医科、歯科、調剤、介護事務の
違いをご紹介します。

医　科

❓ どんな仕事をするの？

病院や診療所で受付から会計、カルテの
管理、レセプト作成などを行います。規模
の小さな病院ではあらゆる仕事をこな
さなければなりませんが、大きい病院で
は仕事が分化・専門化されています。

❓ どんな職場で働けるの？

大学病院や総合病院のような規模の大
きな病院から、内科、外科、小児科といっ
た専門病院や小さな診療所まで、幅広い
職場があることが特徴です。

歯　科

❓ どんな仕事をするの？

歯科医院は診療科目が「歯科」だけです
から、規模が小さいことが多く、それだ
けに受付やレセプト以外にも、さまざま
な仕事をこなすことになります。患者さ
んに子どもが多いことも特徴です。

❓ どんな職場で働けるの？

歯科は医科に比べて診療所が多いこと
が特徴です。また、歯科医院は地方より
も都市部に集中していて、オフィス街
から住宅街までさまざまな地域にあり
ます。

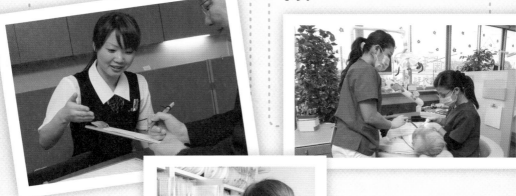

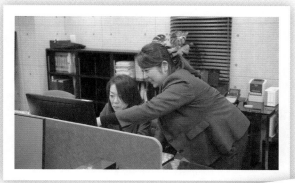

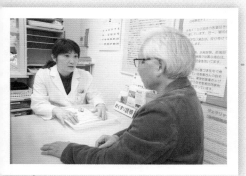

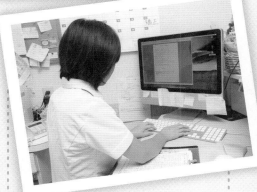

調　剤

? どんな仕事をするの?
調剤薬局では、薬剤師が病院の処方箋から薬を処方して患者さまに渡します。調剤事務員は、薬剤師とのチームワークで受付や会計業務のほか、薬品の在庫管理などを行うこともあります。

? どんな職場で働けるの?
調剤薬局は病院外の薬局ですから、大きな病院の近くに集中しているほか、診療所の近くにも必ずといっていいほどあり、その数はどんどん増えてきています。

介　護

? どんな仕事をするの?
介護施設や在宅介護のヘルパーステーションなどで、保険請求事務や受付などを行います。保険請求事務は病院の医療事務とは違い、介護報酬を利用者と市町村に請求します。

? どんな職場で働けるの?
介護保険が適用される在宅介護サービスを行う事業所や、老人保健施設、病院などが主な職場ですが、最近では介護事業に参入する一般企業も増えています。

くわしくは　医療事務の仕事を見てみよう➡P34〜59
　　　　　　医療事務職員の現実をのぞいてみよう➡P60〜91

目指せ、医療事務の資格！

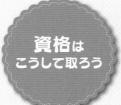

資格は
こうして取ろう

資格取得にはいくつかの道のりが
考えられますが、ここでは、あなたに
オススメの資格取得法を探しましょう！

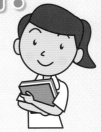

あなたにオススメの資格取得法

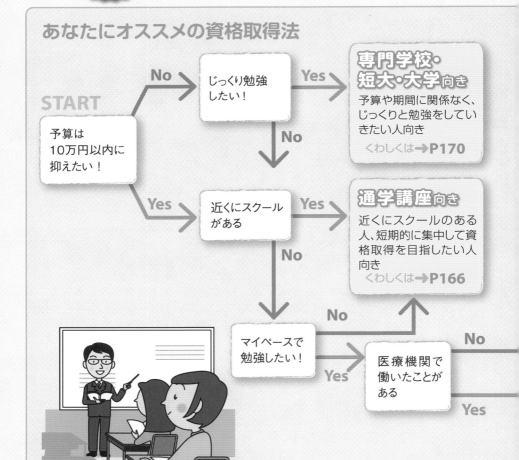

START

予算は
10万円以内に
抑えたい！

No → じっくり勉強
したい！ **Yes** →

No ↓

Yes → 近くにスクール
がある **Yes** →

No ↓

マイペースで
勉強したい！ **No** ↗

Yes → 医療機関で
働いたことが
ある

No →

Yes

専門学校・短大・大学向き
予算や期間に関係なく、
じっくりと勉強をしてい
きたい人向き
くわしくは**→P170**

通学講座向き
近くにスクールのある
人、短期的に集中して資
格取得を目指したい人
向き
くわしくは**→P166**

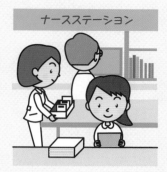

ナースステーション

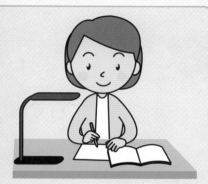

通信講座向き
予算を極力抑えたい人、
マイペースで勉強した
い人向き
くわしくは➡P168

独学向き
予算を最小限に抑えた
い人、すでに医療事務に
関する知識をもった人、
マイペースで勉強した
い人向き
くわしくは➡P172

医療事務の試験とは

医療事務試験には学科と実技がある
①学科試験は医学・医療制度の知識
②実技試験はレセプト作成問題
試験問題の実例➡P104〜

レセプト業務に必要な知識とは
①診療報酬の算定に関する知識
②カルテを読むための基本的な医学
　の知識
③医療や保険に関する法規について
　の知識
各試験の概要➡P136〜

医療事務の勉強法
①診療報酬点数表を読みこなそう
　➡P103〜
②問題集をくりかえし解こう
③疑問点は先輩に聞いて解決しよう
先輩の勉強法➡P177〜

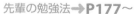

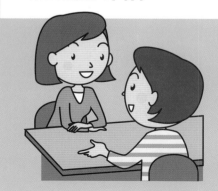

就職活動ってどうなの？

仕事はこうして 見つけよう

さっそく医療事務の就職について
知りたいあなたは、ここに集まれ！
あなたが知りたいことを、くわしく
説明しています。気になる順に確認しよう！

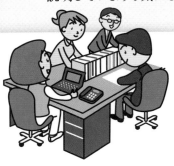

求人情報の見つけ方を教えて！　　くわしくは➡P182

ハローワークからインターネット、さらには「派遣」という選択肢までを
紹介！

応募書類を書くのがニガテ！　　くわしくは➡P186

履歴書・職務経歴書・表書き（添え状）の効果的な書き方を伝授します！！

一般教養の試験って自信ナイ！　　くわしくは➡P190

新聞の読み方や語彙力アップの方法、インターネットや本の活用法をア
ドバイス！

面接の対策も立てておきたい！　　くわしくは➡P192

面接はプレゼンテーションの場。あれこれ聞かれても答えられるように
準備を！

先輩はこうして就職した　　くわしくは➡P196

医療事務員として働いている先輩の就職活動のコツを紹介！

CONTENTS

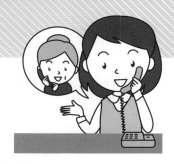

まるわかり 医療事務

PART 1 医療事務とはこんな仕事

CONTENTS

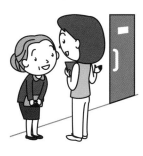

PART 2 これが医療事務の資格

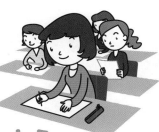

PART 3 資格試験に合格しよう

PART 4 医療事務の仕事に就こう

CONTENTS

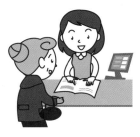

※本書に記載されている内容は、原則として 2024 年 2 月現在の内容です。
　インタビュー記事の内容は、取材当時のものです。

●**取材協力**　株式会社岡本薬局みなみ店
　　　　　　デンタルクリニック TMP
　　　　　　春山記念病院
　　　　　　山手台クリニック歯科外来
　　　　　　私のクリニック目白
　　　　　　株式会社 TMP

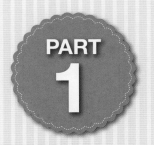

PART 1

医療事務とは
こんな仕事

医療事務って
会社の事務とどこが違うの？
医療事務の現場から
お伝えします。

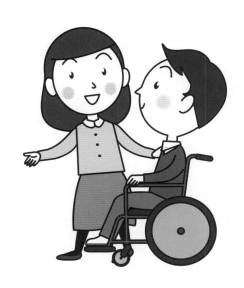

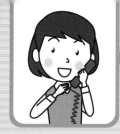

医療事務とは
こんな仕事

病気で困っている患者さまをサポートしてあげられる！
「縁の下のチカラ持ち」

会社の事務とは違う

医療事務とは、病院などで行う事務作業全般のことですが、事務といっても一般の会社などで行われている作業とは、かなり内容が違います。

医療事務を実際の現場での仕事の流れから分類すると、大きく次の5つの業務に分けられます。

❶受付業務

受付で、患者さまに診察券を発行したり、診察券や保険証を預かったり、診療の順番が来たら患者さまを診察室に案内したり、診療代金を計算してお金を受け取ったり…。

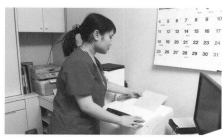

医療事務職員の業務はさまざま

「患者さまがスムーズに診療を受けられる」ように準備する。これが、医療事務の仕事として第一にあげられるものです。

そして、受付は病院の顔でもあり、医療事務職員のなかで、もっとも患者さまの対応が多い業務ともいえます。

❷医事課業務

医事課では、患者さまの会計で必要な事務作業を一手に引き受けていますが、もっとも大切な業務として「レセプト」があげられます。レセプトとは、診療報酬明細書のことです。患者さんにどのような治療が行われたかを、1カ月ごとにその診療の費用についてまとめたものです。

日本では、すべての人が何らかの医療保険に入っています。そのため、病院の診療費は、患者さま本人と、その患者さまが加入している医療保険団体（保険者）が支払う仕組みになっているのです。例えば、主にサラリーマンが加入している社会保険では、か

かった医療費の3割を患者さま本人が負担しますが、残りの7割は患者さまが加入している保険者が負担します。

レセプト業務とは、患者さまの診療報酬明細書を作り、診療報酬を請求するまでの作業のことです。

❸クラーク業務

規模の大きな病院では、外来の各科窓口や、病棟の事務を担当する職員がおり、その方たちをクラークと呼んでいます。

外来では、外来患者さまの受診の受付や案内、カルテの準備等を行っています。病棟では、入退院の事務手続、食事の手配からお見舞いの方の受付などまで、幅広く業務を行っています。

外来の受付との違いは、医師・看護師などの医療スタッフとの対応が多くなることといえます。

クラークは、患者さまと医療スタッフとの橋渡し的な役割を担っています。

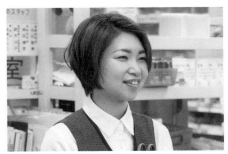

笑顔が患者さまのはげみに

❹医療秘書・医師事務作業補助業務

医師の仕事は患者さまを直接診察するだけではありません。診察中は、まずカルテを書かなければなりませんし、検査のオーダーや処方箋を書くのも医師の仕事です。

医師の働き方改革が求められる中、そのうちの事務業務の一部については事務員による代行が認められるようになり、平成19年度より「医師事務作業補助」が設けられました。医師事務作業補助者は、従来の医療事務職員では行えなかった診断書や診療録、処方箋の代理作成などを行うことができます。

これらの4つの業務は、それぞれがリンクしあっていて、病院によっては医事課が受付を兼務したり、クラークが医事業務を行っている場合もありますが、医師事務作業補助については、ほかの業務と兼務することはできません。

医療事務ってこんな仕事

❶ 受付業務	➡	**P36へ**
❷ 医事課業務	➡	**P42へ**
❸ クラーク業務	➡	**P50へ**
❹ 医療秘書と医師事務作業補助	➡	**P56へ**

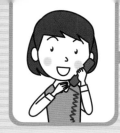

医療事務の ここが魅力

仕事も家庭も、ぜ〜んぶハッピーでいたい！ そんなあなたにピッタリの職業です

経験ゼロからでも、始められる

医療事務の仕事には、民間資格はあっても、医師や看護師のような国家資格はありません。

ですから、医療機関が採用すれば、資格がなくても誰でも働くことができます。

とはいえ、医療事務職員に求められている専門的な知識と技能は、たくさんあります。

そのなかのひとつが「診療報酬請求」という特殊な事務に関するものです。

未経験でも、より有利に働きたいと考えるなら、しっかり勉強をして医療事務関係の資格を取得したほうがよいでしょう。

全国どこでも働ける

医療事務の知識は、全国共通で使えるものです。また、働ける場所も全国にあります。

つまり、日本の病院・診療所・歯科医院・調剤薬局、介護関連施設のほか、医療関連の会社まで、これらすべてに仕事のチャンスがあるということになります。

また、最近ではレセプト業務など、病院内の業務の一部を専門に行うことのできる社員を派遣する民間企業も増えています。

能力次第で独立も

このように医療事務の仕事では、働く場所や勤務形態はたくさんありますが、もっと夢を追いかけたいという人は、独立して請負で働くということも可能です。

専門能力をもつ医療事務職員は不足していて、規模の小さな医療機関では、正職員や派遣会社の社員ではなく、レセプト業務を個人に委託することもあります。

もちろん、そのためには相応の能力が必要となりますし、同時に、仕事の上ではそれなりの責任も負わなければなりません。

勤務形態が選べる

医療事務の仕事は、他の業種に比べて、働き方を自由に選ぶことができるといえます。

「独身のうちは正職員で…」

「結婚したら週3日のパートで…」

「派遣社員として派遣されて…」

「子どもが大きくなったので、経験を生かして、またバリバリ働こう…」

といったさまざまな働き方もできるところが大きな魅力です。

医療機関の求人を見ても、正職員からパート、派遣までさまざまな形態のものがあります。

人のためになって、やりがいがある

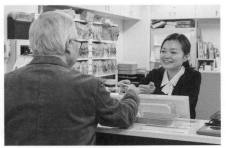

明るい受付は患者さまの元気のもと

当然のことですが、患者さまは、病気で困って病院を訪れます。

医療事務職員は、そうした患者さまを、受付で明るく接することを通じて励まし、医師や看護師の治療が円滑に進むように手助けをする仕事なので、とてもやりがいがあります。

元気になって帰っていく患者さまの笑顔を見れば、仕事の疲れも飛んでしまいます。

まさに、人のためになってやりがいのある仕事といえますが、それだけに重い責任があることを自覚しなければなりません。

これからますます重要になる医療事務

とかく昔ながらの慣習にとらわれる傾向が強かった医療業界ですが、最近ではＩＴ化の推進や競争原理の導入などによってその様相は大きく変わりつつあります。

医療事務職員に求められる能力も高度化、専門化してきており、現場の業務だけでなく、例えば、病院経営という観点からの考え方も必要とされつつあります。

また、介護サービスの拡大によって介護事務を行うことのできる職員の必要性も高まっています。

対象施設が増え続ける介護の分野だからこそ、実務能力を身につければ高く評価されます。

毎日の業務をこなしながらスキルアップを図ることで、介護のスペシャリストとしての道が開けることも大きな魅力といえます。

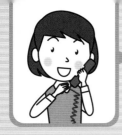

日本の医療制度①
―病院ってどんなとこ?―

「初めて知った」病院のあれこれ
あなたの活躍の場はこんなにたくさんあるんです!

病院と診療所はこう違う

　法律(医療法)では、病院とは、医師または歯科医師が医業または歯科医業を行う場所であり、病床数(ベッドなど入院に必要な設備)が20床以上ある医療機関を「病院」とする、と定められています。一般にいわれる「総合病院」とは、法律で定められたものではありません。

　また、病床数19床以下の医療機関を「診療所」とする、とも法律では定められています。この「診療所」は「クリニック」や「医院」などと呼ばれることがあります。

　ただし、この「クリニック」「医院」という名称は、あくまでも通称であり、正式に法律で定められた名称は「診療所」です。もちろん、この診療所にも病院と同じように医療事務職員を必要とする業務があります。

　本書では、総合病院のような病床数100床以上の病院を「規模の大きな病院」、病床数20床以上の「規模の大き

な病院」ではないものを「病院」、これら以外のものを「診療所」と呼んでいます。

※すべてを含めて「病院」と呼んでいる場合があります。

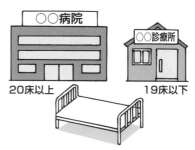

病院の組織

　規模の大きな病院になると、それぞれの役割ごとの組織に分かれています。そこでこうした大きな病院になると医師・看護師などを合わせた全職員数の1割から2割の方が、医療事務職員となります。

　職員数100名くらいが働いている病院の場合では、10〜20名くらいの医療事務職員が業務に携わっていることになります。

診療所の役割

日本の医療機関全体の約93％は、「診療所」です。ちょっとした風邪やねんざなど、比較的軽い病状の日常的な病気で診察を受けるような、いわゆる「近所のお医者さん」のことです。

診療所の職員は、少人数で幅広い業務をこなさなければならないので、オールマイティな能力が求められます。

歯科医院・調剤薬局

個人で開業する場合が多い「歯科診療所」、病院で発行された処方箋を扱う「調剤薬局」でも、医療事務職員は活躍しています。

歯科診療所のように規模の小さい場合は、医療事務職員が受付もすれば、歯科助手も行うなど、医療事務以外の業務まで、いくつもの業務をこなしているケースもあります。

調剤薬局は、最近ではチェーン展開をするドラッグストアでも調剤薬局を併設するところが多く、医療事務の採用枠も広がってきています。

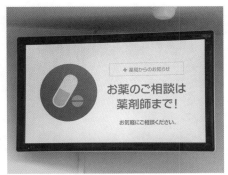

医薬分業によって調剤薬局は増えている

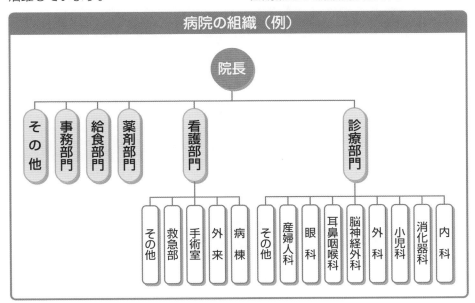

病院の組織（例）

院長
- その他
- 事務部門
- 給食部門
- 薬剤部門
- 看護部門
  - その他
  - 救急部
  - 手術室
  - 外来
  - 病棟
- 診療部門
  - その他
  - 産婦人科
  - 眼科
  - 耳鼻咽喉科
  - 脳神経外科
  - 外科
  - 小児科
  - 消化器科
  - 内科

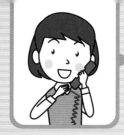

日本の医療制度②
―医療保障制度の仕組み―

**カンタンまるわかり！
私たちを支えてくれる医療保障制度の仕組み**

医療保障制度

　日本の医療保障制度の体系は、大きく分けると、「国民皆保険制度」に基づき、国民全員を対象とした医療保険、主に75歳以上を対象とした後期高齢者医療、公費により医療費を負担する公費負担医療の3つの医療保険制度と、ほかに労災や自賠責などの医療補償制度があります。

医療保険

　日本では、「国民皆保険制度」が施行されており、国民はすべて何らかの医療保険に加入する義務があります。

　医療保険は、職域による社会保険（被用者保険）と、居住地（市町村）を基にした国民健康保険に分けられます。

　社会保険はサラリーマンや公務員が被保険者として加入し、勤め先の加入する健康保険組合や共済組合などの医療保険団体が保険者として運営を行っています。国民健康保険には、主に自営業者やその家族が被保険者として加入し、市町村や一部の組合が保険者として運営を行っています。

　いずれも、私たちは加入している保険者に保険料を支払います。そして、私たちが医療機関で治療を受けたときには、医療費の一部を直接医療機関に支払いますが（一部負担金）、残りは私たちが加入している保険者に対して

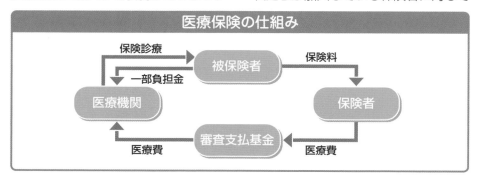

医療保険の仕組み

保険診療 → 被保険者　保険料
一部負担金
医療機関　保険者
医療費　審査支払基金　医療費

医療機関が請求を行い、審査支払基金を通じて医療機関に支払われます。

この医療機関が医療費の請求を行う際に提出する書類が、レセプト（診療報酬明細書）です。

後期高齢者医療

後期高齢者医療制度とは、75歳以上の後期高齢者と65歳以上の前期高齢者の一部が加入するものです。

後期高齢者医療は、都道府県単位で広域連合が保険料を決定する、ほかの制度から独立した医療制度です。保険料は年金からの天引きが原則です。

公費負担医療

経済的に困難な家庭環境の人や、障がいを持つ人、特定の病気にかかっている人などを対象に、医療費を公費で負担する制度です。

たくさんの種類がありますが、取り扱い医療機関や一部負担金の割合は公費の種類によって異なります。

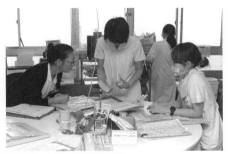

医療スタッフとの連携は緊密に

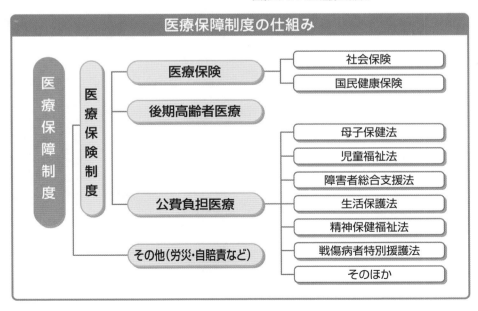

医療保障制度の仕組み

医療保障制度 — 医療保険制度
- 医療保険
  - 社会保険
  - 国民健康保険
- 後期高齢者医療
- 公費負担医療
  - 母子保健法
  - 児童福祉法
  - 障害者総合支援法
  - 生活保護法
  - 精神保健福祉法
  - 戦傷病者特別援護法
  - そのほか
- その他（労災・自賠責など）

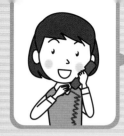

日本の医療制度③
―変化する医療のあり方―

インフォームドコンセントってなに？
急成長する“患者本位の医療”を学ぶ

医療の主役は患者さま！

医療訴訟、臓器移植、新興感染症…。毎日のように新しい医療問題がニュースになっています。世間の人が医療について関心をもつようになったあらわれといえるでしょう。

それに伴い、医師や病院の主導で行われていたこれまでの医療が、見直されています。

医師の一方的な治療や、待ち時間の長い外来診療、快適とはいえない入院病棟などの問題に取り組み、患者さまのことを第一に考えて行われる医療、“患者本位の医療”に変わってきているのです。

患者本位の医療に必要な知識について、代表的なものを説明しましょう。

インフォームドコンセント

インフォームドコンセント（informed－consent）とは、「説明と同意」という意味で、医師は、患者にきちんと病状と治療の内容について説明をする義務があり、患者はそれを知る権利があるという考え方のことです。

難しい病気や専門的な治療法であっても、医師はその内容について患者の理解を得られるように説明しなければなりませんし、また患者も、治療を医師に任せっきりにするのではなく、自分の病気について知識を持たなければなりません。

でも、そのおかげで医師と患者はお互い理解し合うことができ、納得がいく治療を行うことができるので、インフォームドコンセントは、患者本位の医療には欠かせないものとされています。

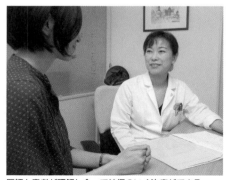

医師と患者が理解し合って納得のいく治療ができる

セカンドオピニオン

セカンドオピニオン（second – opinion）とは「第二の診断」という意味で、治療を担当している主治医とは別の医療機関の医師に診断をしてもらうことです。主治医が示した治療方法のほかにどのようなものがあるかといったことを確認できます。

セカンドオピニオンが同じ診断であれば、安心して主治医の治療を続けられますし、違う診断をすれば、より適切な治療を探すことができるのです。

最近では「セカンドオピニオン外来」を設ける病院も増えており、他院からの患者受け入れも積極的に行われるようになっています。

電子カルテ

医師が治療の経過などを記録したものがカルテですが、そのカルテを、コンピュータのデータで作成・管理したものを「電子カルテ」といいます。

紙のカルテと比べ、保管場所をとらず、パソコンがあればいつでも見ることができるので、現在ではすべての医療機関の半数で導入されています。

病院によっては、患者本人が自分のカルテを見ることができるシステムにしているところもあります。

医薬分業

従来は、診察を受けた同じ病院内の薬局で処方された薬を受け取っていましたが、医薬分業が進み、病院からは処方箋を受け取り、薬は病院外の薬局で受け取るようにしたものです。

患者さまがかかっている病院は、1件だけとは限りません。複数の病院から、何枚も処方箋を持ってくる場合もあります。同じような薬が重複していないかといったチェックなど、医薬分業だからこそできるサービスを受けられることが、患者さまにとって大きなメリットとなっています。

ジェネリック（後発）医薬品

医療制度改革にもあげられているのが、ジェネリック（後発）医薬品の使用促進です。ジェネリック医薬品とは、新薬の特許が切れた後、他の製薬会社から安い価格で製造販売される類似の薬のことです。

新薬の開発は巨額の投資が必要で、特許が切れた医薬品を、特許権者でない企業が製造販売すれば、開発費がかかっていないので安く製造できるというものです。また、新薬として有効性や安全性が確かめられており、新薬と同じ効果が期待できます。

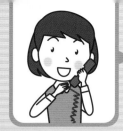

医療事務のワーキングスタイルを見てみよう!

医療事務のワーキングスタイル
あなたなら、どうする?

医療事務が女性に向いている理由

女性が結婚・出産をして、家事や育児をしながら仕事を続けていくのは、なかなか難しいものです。それでも、家庭も仕事もあきらめたくない。そんなあなたに、医療事務はぴったりです。

まず、医療事務の仕事は、勤務形態がほかの職種に比べて選びやすいということが大きな魅力です。

一般的に、勤務形態には、「正職員」「派遣職員」「パート」がありますが、それぞれの特徴をみていきましょう。

正職員

正職員の魅力は、雇用保険や健康保険、厚生年金などに加入できることでしょう。そこは一般企業と同じです。

給料に関していえば、勤務先の病院や診療所によって違いはありますが、一般企業の事務と比べ、やや少ないかもしれません。ただし、学歴や年齢による違いは少ないので、その点について

ては一般企業よりもよいともいえます。

勤務時間はフルタイムが一般的で、最近では完全週休2日というところも増えています。

また、レセプト請求期間は残業が集中し、休暇やアフター5は、なかなか自由にはなりませんが、看護師など女性が多く働いている職場なので、産休・育休などがしっかり準備されていて、職場の理解もあります。女性にとっては、恵まれた職場といえます。

Point!

- 社会保障が充実。「生活が安定、将来も安心」
- 女性のための福利厚生が充実。「家事も育児も、バッチリ!」

派遣職員

最近では、医療機関でもさまざまな業務をアウトソーシングしています。そのような事情もあって、派遣職員の

医療事務は年々増えつつあります。

派遣職員は、勤務先・賃金・仕事内容・休日残業などの条件を派遣会社に登録しておけば、希望にかなった職場で働くことができます。

なかには「紹介予定派遣」といって、数ヵ月間派遣で働いた後、その医療機関の直接雇用で正職員になるというシステムもあります。

Point!

● 勤務条件が自由。「希望に合った職場を派遣会社がみつけてくれる」
● 正職員採用もある。「頑張りがいがある」

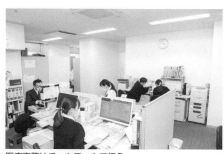
医療事務はチームワークで行う

パート

なんといっても、勤務時間の融通がきくところがポイントです。午前中だけとか、レセプト業務の忙しい時期だけとか、条件さえ合えば都合のよい時間に働くことができます。

Point!

● 勤務時間が自由。「短時間・短期間でも働ける」
● 残業や休日勤務の少ない。「希望する勤務条件で働きやすい」

以上のように、医療事務は、どのような勤務形態であっても仕事を続けることができます。

独身のときは正職員で、キャリアを積み、結婚したら派遣職員で働き、子どもが生まれたらパートで続けてと、知識や経験さえあれば、いつでも仕事ができる医療事務は、ライフスタイルの変化が大きい女性にとって、キャリアも生かせるうれしい仕事なのです。

勤務形態のメリットとデメリット

	メリット	デメリット
正社員	収入・社会保険など安定	責任が大きい
派遣社員	勤務先など自由に選べる	保障がない
パート	夫の扶養控除内で働ける	リストラされやすい

医療事務 4大業務

医療事務の仕事を見てみよう

実際の仕事には、どんなものがあるの？
大事なことは？　そんな疑問にお答えします！

医療事務の4大業務

　ひとくちに医療事務といっても、その業務内容はさまざまです。

　それぞれの業務はお互いにリンクし合っていて、医療機関によって専任者がいたり、いくつかを兼務している場合もあります。規模の小さな診療所・クリニックなどでは事務職員ひとりですべてを担当することもあります。

　ここでは業務の流れから医療事務の仕事を大きく4つに分けて説明します。

興味のある医療事務の業務をチェック！

❶受付業務

　受付業務には、予約などの電話応対、保険証や診察券の預かり、金銭授受などが含まれますが、窓口を出て、受診科への案内や待合室の管理も行います。

　窓口で患者さまと直接やり取りをする仕事ですから、患者さまの気持ちをくみ取る能力が必要です。

❷医事課業務

　診療費の計算や、領収書などを発行する会計業務、カルテの管理・保管のほか、診療報酬請求事務（レセプト業務）を行います。一般事務職と同じような業務だけでなく、専門知識が要求されます。未収金の督促や回収を行う場合もあります。

❸クラーク業務

　外来受付担当のクラーク業務では、

外来患者さまの再診の受付・案内をはじめとして、カルテの準備、検査データの整理、他部門との連絡などを行います。患者さまの個人情報に接することも多く、プライバシーの保護も重要な業務といえます。

また、病棟受付担当のクラーク業務では、病棟内の事務的な業務を行います。入退院の手続き、院内各部署への連絡、入院患者さまと外部からの連絡のやりとり、面会者の応対などが含まれます。

患者さまと直接接する機会がもっと

も多く、医療制度や保険制度について聞かれることもあります。

❹医療秘書業務と医師事務作業補助業務

院長や医師、看護師のスケジュール管理などを行う「院長秘書」や「医局秘書」を医療秘書と呼んでいます。

また、医師の指示のもとに、カルテや処方せんの入力、紹介状の作成などを代行するのが、医師事務作業補助業務です。

医療事務職員の行うさまざまな業務のポイントについて、先輩たちに聞きました。ぜひ、これらの意見も参考にしてください。

■レセプト業務は計画的な作業が必要！
株式会社 TMP
齊藤貴子代表取締役
➡ P38、46、48

■接遇で患者さまも癒される
株式会社 TMP
北元子さん
➡ P41

■コミュニケーションの大切さを
春山記念病院
医事課(外来) **遠藤日登美**さん
➡ P37

■先輩の教えでスキルアップ
春山記念病院
医事課(外来) **亀田亜弓**さん
➡ P47

■患者さまの最も身近な存在に
岡本薬局
松本弘行代表取締役
➡ P41

■細かな注意が必要になる
株式会社 TMP
三橋久実子さん
➡ P49

■押しつけがましくならないように
岡本薬局みなみ店
白石敦美さん
➡ P51

■退院される患者さまの笑顔が励みに
春山記念病院
医事課(入院) **伊藤朱由美**さん
➡ P40、54

笑顔で患者さまを励まして

**相手の立場に立てる思いやりと
状況に合わせて対応できる力が重要**

受付は臨機応変に

　医療機関には、毎日さまざまな人たちが訪れます。その人たちが医療機関を訪れて、最初に接するのが受付を担当する医療事務職員です。

　外国から来て日本語が話せない方や、体の不自由な方、車いすを使用している方、場合によっては緊急の処置が必要な方など、受付では、訪れる患者さまそれぞれの状況に合わせ、臨機応変に対応できることが求められます。

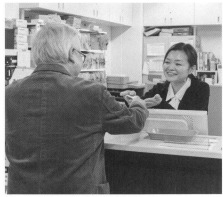

受付では笑顔と即応性が求められる

診療申込書の受け取りと保険証の確認、預り

　初めて来院した患者さまには、まず診療申込書に住所・氏名・生年月日などの必要事項を記入してもらい、保険証と一緒に提出してもらいます。

受付の業務

- 診療申込書の受け取り
- 保険証の預り、確認と返却
- カルテの作成（患者情報の入力）
- 受診科への案内
- 診察券の発行・受け渡し
- 会計、レジ操作
- 待合室の管理
- 電話対応

保険証の種類は患者さまの職業や年齢によってもさまざま。受給資格の有無や有効期限と合わせ、保険の種類も、しっかりと確認します。

カルテの作成と診察券の発行

診療申込書と保険証を確認したら、今度は診察券を発行します。そして、カルテに患者さまの基本的な情報を記入または入力していきます。これを、新規患者登録といいます。

カルテとは、診療録のことで、医師が患者ごとに作成する診療経過などの記録です。かつてはドイツ語で書かれていました。これは後々まで保管される患者さまの大切な情報なので、間違いのないように記入または入力しなければなりません。カルテの基本情報は医療事務職員が記入または入力しますが、この後は医師の元に渡り、診療経過は医師が記入または入力します。

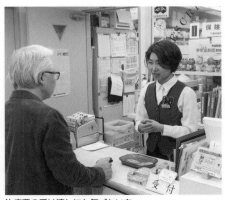

治療費の受け渡しにも気づかいを

病院勤務 春山記念病院

遠藤日登美さん 医事課（外来）

遠藤さんは、茨城の病院で5年間働き、春山記念病院に移ってまだ半年。病院の顔である外来の受付や会計、レジ操作などが主な仕事です。長年やってきた慣れた仕事でも環境が変わり年齢・国籍の違う患者さまと接するときは、目を見て、笑顔で対応することで心が通じ、スムーズに対応することができます。専門知識とともにコミュニケーションの大切さを感じています。

受診科への案内

受診の準備が整ったら、それぞれの受診科に案内します。患者さまに同行する場合もあれば、口頭で道順を説明するだけのこともあります。

特に、大きな病院は、初めて訪れた患者さまにとっては、まるで巨大な迷路のように感じられることもあるでしょう。そのため、ていねいに案内をすることで、患者さまの不安を取り除いてあげることが大切です。

会計、レジ操作

診察が終わったら、カルテを確認しながら、診療報酬点数表をもとに、診察料、投薬料、注射料、検査料などを

点数化し、算定していきます。そして、全体の診療費の中から患者さまの一部負担金額を計算し、その場で会計作業を行います。ここで必要以上の時間がかかってしまうと窓口の混雑にもつながってくるので、素早く、かつ正確に計算をしていかなければなりません。

病院の顔

　受付・会計窓口は患者さまが病院に入って最初と最後に立ち寄ることになる場所で、まさに「病院の顔」といえる、非常に重要なポジションです。ここでの対応によって、患者さまの病院に対する印象も大きく変わります。

　全ては受付担当者の対応にかかってきます。そのため、きめ細やかな心づかいが必要とされる業務なのです。

ここが大切！

●笑顔が重要

　誰でも体の調子が悪いときは、イライラしたり気分が落ち込みます。

　しかし、暗い顔で対応されては、ますます気持ちも沈みます。プライベートで落ち込むことがあったとしても、気持ちを切り替え、患者さまに接するときは明るい笑顔で対応することが大切です。これは当たり前のことですが、意外にできないことなのです。

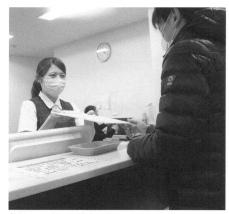

患者さまの望みを敏感に感じ取る

　だからこそ、いつも自分の態度を客観的に見つめ直すことが大切です。

レセプト点検請負　株式会社 TMP

齊藤貴子代表取締役

　レセプトは診療報酬を請求するためのものですが、カルテは患者さまの診療行為の記録です。両者には表現上の違いはあっても矛盾はあってはならないものです。医院の先生によってカルテの書き方に違いがありますから、それを把握しておくことも必要です。

●患者さまの特徴を覚える

　かかりつけとして、地域の方が何度も来院する診療所では、患者さまの特徴を覚えることが大切です。

　それぞれの患者さまの状況に応じた適切な対応をとることができますし、患者さまと円滑にコミュニケーションを図ることがとても重要です。

●**仕事のやりがい**

　患者さまと直接ふれ合う仕事だから、元気になった様子も、喜んでいる様子も、ダイレクトに感じられ、「この仕事をしていてよかった！」と思うのは、まさにこのときです。

●**職務範囲をわきまえて**

　患者さまから、出された薬のことや検査結果など、治療の内容に関する質問を受けることがあります。検査結果などはカルテに書いてありますから、それを見ればわかりますが、治療に関することは、医師以外の職員が話してはいけません。診察時に医師に聞いてもらうようにしましょう。

ここが重要！

●**その場に応じた適切な判断が必要**

　人を相手にする仕事だから、毎日どんなことが起きるか、患者さまがどんな反応をするか、予想のつかないことも多いのです。それにどう対応すればいいのか、すべて事前に学んでおくことなどできません。解決の手がかりとなる知識や経験がものをいうところです。ただし、基本は常に相手への思いやりをもって接することです。

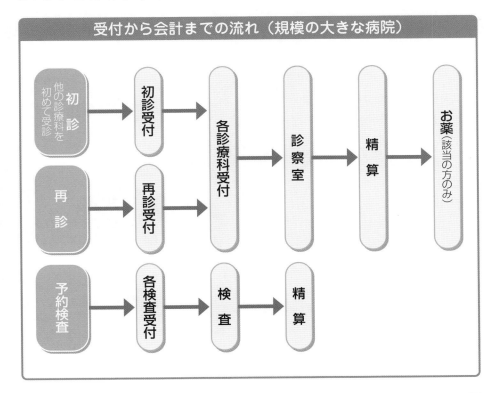

受付から会計までの流れ（規模の大きな病院）

初診（他の診療科を初めて受診）→ 初診受付 → 各診療科受付 → 診察室 → 精算 → お薬（該当の方のみ）

再診 → 再診受付 → 各診療科受付

予約検査 → 各検査受付 → 検査 → 精算

●患者さまからの質問に対応

患者さまから、あらゆる問い合わせを受けるのが受付です。

自分が担当している業務以外の質問だとしても、それは病院の事情であって患者さまには関係のないことです。「わかりません」という返事ではスタッフ失格です。患者さまの疑問をきちんと汲みとり、適切に答えられる知識が必要になります。

万一、自分で答えられない場合でも、最低限どの部署に問い合わせればよいかを判断できなくてはいけません。

こんな能力が必要

●わかりやすく伝える能力

保険の点数や支払いの仕組み、自治体からの補助など、医療ではさまざまな制度が複雑にからみ合っています。

医療事務職員としてベテランになるほど、専門用語に抵抗がなくなり、無意識につかってしまうものです。患者さまにわかりやすい言葉で、根気よく説明することは、思ったよりずっと難しいことです。

こんな経験が生かせる

●一般事務の経験

心配り、言葉づかい、電話対応、スケジュール管理、基本的なパソコン操作、その場に応じた判断・対応など、基本的なことは、一般事務も医療事務も変わりません。

社会人の常識ともいえるそれらのことについて一通りマスターしていれば、医療事務特有の知識を覚えることに専念できますから、医療事務スタッフとしての成長も早いでしょう。

病院勤務 春山記念病院

伊藤朱由美さん 医事課（入院）

病床数が数百床もあるような大病院と違って、当院では細かな分業制はとれません。どうしてもひとりの医療事務員が受けもつ分野が幅広くなります。それだけに、それぞれの場面での医療事務員の即応力が問われますから、忙しく気の抜けない毎日ですが、充実しています。

北元子さん

　仕事柄、多くの医院様を訪問することから、患者さまに対する接遇の重要性を痛感しています。病院の最重要の業務は診療ですが、患者さまは、受付の医療事務員の接遇によっても精神的におおいに癒されているのだと思います。

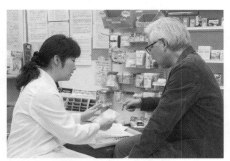

患者さまへの説明はていねいに

●販売、接客、営業の経験

　受付・会計業務は、人と接することが好きでなければ続きません。その点では、医療も立派なサービス業のひとつといえます。

　医療とはまったく関係のない業種であっても、「お客さまの要望を正確に理解して的確な対応をする」という言葉のキャッチボールの経験を繰り返してきた人であれば、患者さまにもきちんとした対応をとることができることでしょう。

　さらに、販売職など、自分の接客に対するお客さまの満足度が数字としてはっきりとした形で返ってくるような厳しい環境の中でコミュニケーション能力を磨いてきた人は、基礎がしっかりできており、医療事務業務にも役立つはずです。

●自分の体験を生かす

　誰にでも病気にかかったり、けがをしたりなどのつらい経験があるはずです。受付を訪れた患者さまがどういう思いでいるのかを、その患者さまの立場になって考えることが大切です。

　患者さまのつらい思いや不安などは、実際に自分が「患者」としての立場を経験しているからこそわかるものです。

　こうした患者さまへの共感が、きめ細かな配慮につながるのです。

松本弘行代表取締役

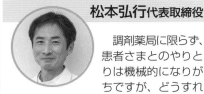

　調剤薬局に限らず、患者さまとのやりとりは機械的になりがちですが、どうすれば患者さまの身近な存在になれるかを常に考えて行動できる医療事務職員であることが重要です。医療事務職員は薬局の顔であり、看板であると思っています。

医療事務の統括部門

医療事務の専門性が最も問われる仕事
医療機関の収入に関わる大切な業務

幅広い医事課の業務

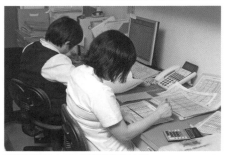

事務作業はレセプト業務だけではない

医事課の業務は幅広く、医療機関の他の部門とも密接につながっています。

例えば、会計では一部負担金の請求・受け取りを行いますが、お金の管理をはじめ、診療報酬の算定は医事課で行います。

最近ではコンピュータ化が進んで、電子カルテやレセプトコンピュータの導入により、コンピュータに関する知識も必要となりました。

このように幅広い医事課の業務の中でも重要なものがレセプト業務です。

レセプトは医療費の明細書

医療機関が保険者（健康保険組合等の公的医療保険の運営者）に請求する医療費の明細書をレセプト（診療報酬明細書）と呼びます。ここには、診療や薬の費用などが記載されます。

医療費の一部は、患者さま本人がその場で自己負担額として支払いますが、それ以外は、審査支払機関による審査を経て、患者さまが加入する保険

医事課業務

- 診療報酬の計算業務
- 会計業務
- カルテの管理業務
- 保険請求業務
- 医療福祉相談　等

者から支払われます。

つまり、レセプトとは医療機関が提出する医療費の個人ごとの請求額の明細書です。

レセプト作成

レセプトの作成とは、1回の診察ごとに作られた会計カードを基に、患者さまごとに1ヵ月分の診療報酬を書き起こす作業です。かなり根気のいる作業ですが、医療事務職員にとっては基本中の基本ともいえる大切な業務なのです。

現在では、コンピュータを使ったレセプト作成が主流になっています。そ

の場合は機械が自動的に集計してくれますので、それを出力します。現在では、ほとんどの医療機関が内容を点検したのちのレセプトは、データで提出しています。

レセプト点検と 医師への確認

レセプトの差し戻し（返戻）を防ぐために、医療事務職員は時間をかけて、慎重にレセプトの点検作業を行います。医療事務にとって大敵ともいえるレセプト返戻ですが、その理由の多くは「記号・番号の誤り」「資格喪失後の受診」など、基礎データの間違いや、保険証の未確認によるものです。どの

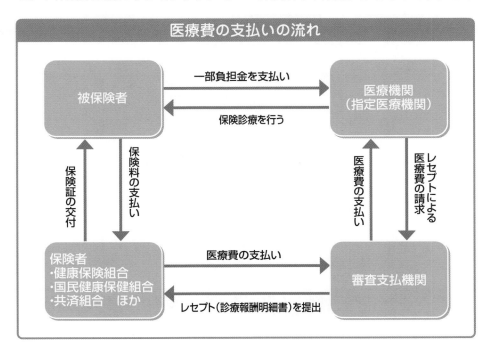

医療費の支払いの流れ

被保険者 → 一部負担金を支払い → 医療機関（指定医療機関）

医療機関（指定医療機関） → 保険診療を行う → 被保険者

保険者
・健康保険組合
・国民健康保健組合
・共済組合　ほか

保険証の交付

保険料の支払い

医療費の支払い

医療費の支払い

レセプトによる医療費の請求

審査支払機関

レセプト（診療報酬明細書）を提出

ような仕事にせよ人間が作業をしている以上、ミスは起こるものですが、これを最小限にしていくことが求められます。

事務点検に続いて、今度は医師の確認を求めることが必要となります。診療内容と傷病名に不一致がないか、その他記載漏れがないかなどをチェックしてもらいます。

診療報酬請求書の作成・提出

次に、社会保険、国民健康保険に分けて、1ヵ月分の診療報酬請求書を作成します。これを診療報酬明細書とセットにしたものを、「国民健康保険団体連合会」「社会保険診療報酬支払基金」といった審査支払機関に提出し、審査に通ることによって初めて医療機関に診療報酬が支払われる仕組みになっています。

レセプトのコンピュータ化

レセプトの提出は、現在では原則として、すべての医療機関でオンライン

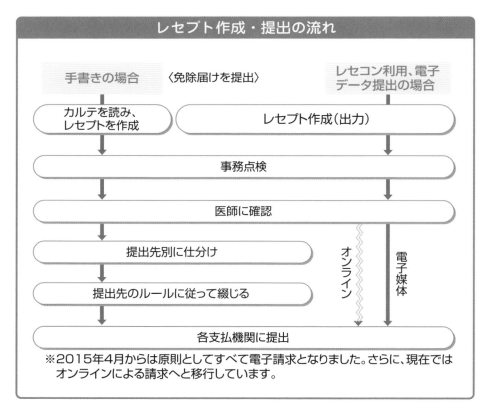

レセプト作成・提出の流れ

手書きの場合　〈免除届けを提出〉　レセコン利用、電子データ提出の場合

カルテを読み、レセプトを作成　／　レセプト作成（出力）

事務点検

医師に確認

提出先別に仕分け　｜　オンライン　｜　電子媒体

提出先のルールに従って綴じる

各支払機関に提出

※2015年4月からは原則としてすべて電子請求となりました。さらに、現在ではオンラインによる請求へと移行しています。

請求が義務化されています。

インターネットの普及によって、さまざまな業界に変革が起こりましたが、医療事務の仕事も、また無縁ではありません。以前はすべて手書きで作成されていたレセプトも、レセコンや電子カルテの導入によって、作業面で合理化が図られるようになりました。

こうしたことから医療事務員にはコンピュータの操作が求められますの

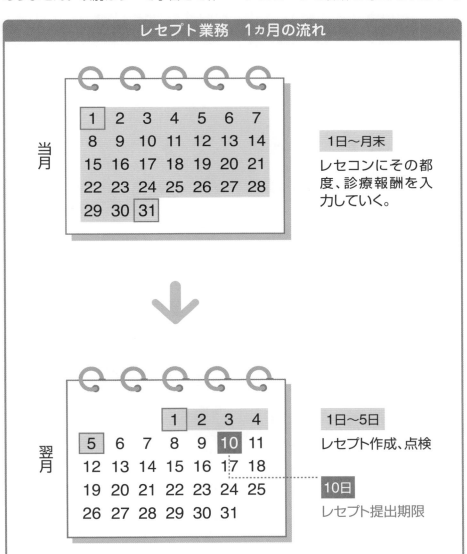

レセプト業務　1ヵ月の流れ

当月

1	2	3	4	5	6	7
8	9	10	11	12	13	14
15	16	17	18	19	20	21
22	23	24	25	26	27	28
29	30	31				

1日〜月末
レセコンにその都度、診療報酬を入力していく。

翌月

		1	2	3	4
5	6	7	8	9	10	11
12	13	14	15	16	17	18
19	20	21	22	23	24	25
26	27	28	29	30	31	

1日〜5日
レセプト作成、点検

10日
レセプト提出期限

で、その取扱いに習熟しておくことが求められます。

そして、レセプトの提出方法についても、こういった合理化が試みられていくことになったというわけです。

レセプトの作成方法や提出方法は医療機関によって異なります。

現在では、診療報酬請求業務は、原則として電子申告に統一されており、カルテが普及しつつありますが、設備などの問題から一部免除・猶予が認められており、紙カルテを使用して手書きレセプトによる請求を行っている医療機関も存在しています。

レセプト点検請負　株式会社 TMP

齊藤貴子代表取締役

規模の大きな医療機関では1ヵ月に数千枚ものレセプトを提出します。レセプト点検は医療機関の経営にも直結する重要な業務ですから算定漏れや間違いのないように集中できる環境を整えて臨んでいます。

未収金リストの作成、督促

病院の経営は、そのほとんどが保険診療による収入で成り立っています。これは前にも述べた、保険者から支払われる診療報酬、ならびに患者さまから支払われる一部負担金のことです。

ただし、患者さま側のさまざまな理由で、一部負担金や保険者からの支払いが滞ってしまうこともあるので、病院経営を健全なものにするため、きちんと督促回収することが必要となってきます。医事課では未収金リストを作成し、患者さまに連絡をして支払いの督促も行います。

病棟の医事課

入院施設を持つ病院の多くは、入院に関する収入が半分以上を占め、外来の収入よりも多いケースがほとんどです。病院の経営を支える重要な部門なのです。

医療事務の仕事の内容も、外来とは違い、入院特有の知識が必要になります。内容も質・量ともに複雑で、患者さまに定期的に一部負担金の請求を行

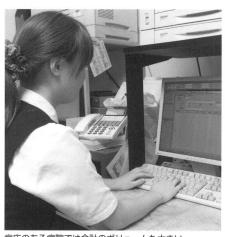

病床のある病院では会計のボリュームも大きい

うのも入院の特徴です。

そのため、病院のほとんどは入院の医事課、外来の医事課、と医事課を2つの部署に分けています。外来ともまた違った、入院についての専門知識が必要な業務なのです。

ここが重要！

●毎月の締切り直前は忙しい

レセプトは、ひとりの患者さまが月に何日来院しても、1ヵ月分をまとめて提出します。前もってレセプトを作成しておいても、その患者さまが月末に来院されたら作り直しです。ですから、レセプトの作成はその月が終わらないとできないのです。

しかも、毎月10日までに各支払機関に提出しなければなりません。その締め切りは、1月も5月も変わりませんから、レセプトを担当するスタッフは、お正月やゴールデンウィークにゆっくり休みを取ることはできません。

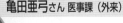

病院勤務 春山記念病院

亀田亜弓さん 医事課（外来）

レセプトの作成・点検は、専門学校での知識が役に立っています。しかし、2年度ごとの改定もあり、医療関係の情報など最新の知識が不可欠です。先輩の仕事ぶり観察させてもらうのも大事です。

休日──点数表の定義から

休日とは、日曜日及び「国民の祝日に関する法律」第3条に規定する休日をいいます。

なお、1月2日及び3日並びに12月29日、30日及び31日も、休日として取り扱います。

●記載に漏れや誤りがあると戻される

医療事務職員にとって恐いのが「返戻（へんれい）」です。これは、記載漏れや保険の適用ミスなどがあった場合に、レセプトが差し戻されることをいいます。当然、その分の入金は遅れます。

そして、もっと恐ろしいのが「査定」です。これは、患者さまに対して行った診療行為が妥当なものと認められないことです。この場合、その分の診療報酬は支払われません。

レセプト点検とは、こうした返戻や査定を防ぐために行う仕事であるともいえます。

ただ、レセプトに関しては、返戻や査定の経験をしながら覚えることも多く、先輩に記載漏れを指摘されたり、返戻・査定を経験して知らなかった判断基準を学んだりという道は、ベテラン医療事務スタッフもみんな通ってきているのです。

ここがやりがい！

●返戻・査定がなかった！

なんといっても、これが一番。喜びと同時に、ほっとするようです。

●自分の成長

難しい仕事であるからこそ、日々の努力が成長につながっていることは励みになります。

レセプト点検請負 　株式会社 TMP

齊藤貴子代表取締役

最近では、レセプト業務はレセコンで処理するため、間違いが発見されにくくなっています。それだけに、必要事項が正確に入力されているかの入念なチェックが必要です。見落としがないように計画的に作業を進めることが大切です。

こんな能力が必要

●記憶力

どんな場合にどんな治療が何点になるのか、という診療報酬点数を把握しておくことが医療事務の基本です。

非常に膨大なうえに、2年に一度、制度の改正があり、変更点を確認するだけでも大変です。すべてを完璧に頭に入れることは現実的ではありませんが、少なくとも自分の職場でよく行わ

れるものに関してはある程度覚えておかなければ仕事になりません。

診療報酬点数表から、知りたい部分をさっと確認できることも勉強していなければできないことです。仕事においての前提といえます。

●常に学び続ける向上心

「レセプト点検」と聞いて、カルテに書いてある内容がレセプトにちゃんと反映されているか、確認するだけだと思っていませんか？

本来はそうあるべきなのですが、ドクターや看護師は目の前の患者さまの治療に集中しています。現実問題として患者さまを治療する場面では、治療しながら一つひとつ行ったことを記録していくことはできません。

実際にはスピーディに処置をほどこし、その後で内容を記録するケースがほとんどです。その結果、記録もれも発生するのです。

医療事務スタッフは診療報酬のスペ

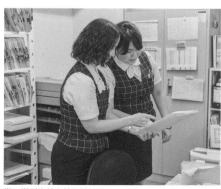

常に学ぶ姿勢を持ち続ける

シャリストとして、医療の専門家であるドクターをサポートする役目です。単純に、病名の記載もれなどを指摘することはもちろん、「○○を行ったときには、××の薬を使っているはず」というように、大事な記録もれも発見できるくらい医療の知識が必要なのです。また、同じ処置でも行った状況が違えば、特殊な状況に対応した分の点数を合わせて請求できる場合もあり、そのような知識は診療報酬のスペシャリストである医療事務スタッフであるからこそ指摘できる点です。

このように、勉強すべきことは山ほどあり、プロ意識の強い医療事務スタッフほど、勉強を欠かしません。それは、求められる人材になるためです。

うまく活用するけれど しっかり確認

レセコンには、オプションでレセプ

トチェック機能があり、導入する医療機関も増えてきました。処方された薬が病名と合っているかチェックしてくれるものなど、さまざまな便利な機能がついているものもあります。ただし、複雑な保険の算定をすべてカバーしているわけではなく、また、思わぬミスも発生しますので、人の目と手による点検作業は必須です。

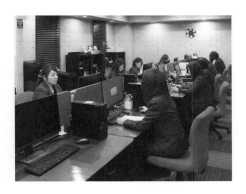

レセプト点検請負 株式会社 TMP
三橋久実子さん

最近ではコンピュータ化が進んでいますから、以前と比べると入力も簡単に行えますが、それだけに機械的に入力してしまいがちです。同じ傷病名でもその状態は患者さまによって違いますから、患者さまが受けた診療にも違いがあることに注意しなければなりません。

レセプトの電子請求化が完了

レセプトの電子請求化が進んでいます。従来は、紙に手書きまたは印刷したものを決められた順番に並べ、請求書を添付したものを支払機関まで運んで提出しに行っていましたが、現在ではこれをオンラインで請求するようになりました。

これによって、レセプトの並べ替えや請求書の作成といった「総括」と呼ばれる作業が不要になり、医療事務員の負担軽減にも一役買っています。

2015年4月からは一部の例外を除いてすべての医療機関でレセプトの電子請求が行われるようになりました。

患者さまとの橋渡し

**患者さまと医療スタッフをつなぐ、
なくてはならないパイプ役**

診療を円滑に進める 外来のクラーク業務

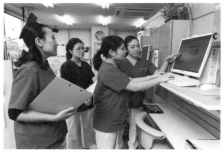

患者さまの状況も常に把握しておく

外来のクラークは、大きな病院の各診療科に分かれた外来の窓口で、診察を受ける患者さまと、医師、看護師などの医療スタッフ、また医事課などの事務部門との橋渡しの役割を担っています。

医療スタッフが、本来の医療行為に専念できるようにするため、その雑務を引き受けるのが外来のクラークです。

外来のクラークは、診察がスムーズに進むように、さまざまな「人」と「もの」の間に入り、コントロールする係といえます。

外来のクラーク業務

- 診療科の受付業務
- 電話応対
- 患者さまの呼び出し、案内
- カルテ・レントゲンの管理・抽出
- 検査データの添付・整理
- 書類の取り次ぎ
- 報告事項の取り次ぎ
- 医師、看護師のサポート

受付業務と患者さまの 呼び出し、案内

診療科の受付には、これから診察を受けようとする患者さまがやってきます。

外来のクラークは、患者さまが提出した診察券を確認して、患者さまのカルテやレントゲン写真など、診察に必要な検査データをそろえて、患者さまの診察順に診察室の医師に届くようにしておきます。

病院にはさまざまな患者さまが訪れます。診察までの順番待ちの時間が長くなった患者さまがいた場合などには、それとなく様子を見ておき、万一、容態の悪い患者さまがいれば、外来のクラークは、すぐに近くの医療スタッフに連絡をして対応をしてもらうようにします。

調剤薬局勤務 岡本薬局みなみ店

白石敦美さん

最初に受付を行う医療事務員として、明るく笑顔でお迎えするように心がけています。ご年配の患者さまも多く来られますから、対応が押しつけがましくならないように、自然な対応になるようにしています。

カルテ・レントゲンの管理・抽出

紙カルテの場合、大きな病院ではカルテ室で管理をしている場合が多く、患者さまが受付を訪れて、診察申込書を記入し、受診する診療科の案内を受

けた時には、初診であれば基本情報の入力をしたカルテが用意されて患者さまに渡されるか、受診する診療科へ搬送されます。患者さまが再診であれば、レントゲン写真などの診察データも用意されて、やはり、受診する診療科へ送られるようになっています。

外来のクラークは、搬送されてきたカルテや診察データを確認して診察室へまわします。

書類、報告事項の取り次ぎ

院内でやりとりされる書類には、たくさんの種類があります。紹介状や役所に提出する書類などの他に、最近では、民間の医療保険に加入する人も増え、その種類は多岐にわたります。記入に当たっては、院内のあらゆる部署とのやりとりがありますので、それらを確実に医師や看護師など必要なところに届けてすみやかに処理をしなければなりません。

院外とのやりとりも

患者さまが転院する場合などは、転院先への紹介状を医師に記入してもらって患者さまに渡したり、患者さまの勤務先や学校への診断書を作成する場合などもあり、院外とのやりとりも少なくありません。

医療事務 クラーク業務（病棟）

ナースステーションの秘書

病院の経営の柱
院内のさまざまな部署が関わる

入院患者さまと
スタッフのパイプ役

　病棟のクラークは、入院施設のある病院で、病棟のナースステーションの中、あるいはすぐ横の事務室に常駐し、入院患者さまと医師、看護師などの医療スタッフと院内各部署とのパイプ役を果たしています。

　まさに、病棟のクラークは"ナースステーションの秘書"といえます。

入退院時の受付業務

　入院は、通常、担当医が検討をしたのち、院長の許可を得て作成されます。この際に入院診療計画書が発行されますが、患者さまは、この計画書に従って治療を受けることになります。

　病棟のクラークでは、提出された指示書をもとに関係部署に連絡を行い、患者さまに必要な備品などを用意します。

　患者さまには病室や病棟内の決まりや入院費用などについて説明を行いま

すが、入院費用など、デリケートな問題については、医事課職員やソーシャルワーカーに入ってもらい、一緒になって問題を解決していくこともあります。

　また、退院時には、入院時と同様に

病棟のクラーク業務

受付業務（電話応対、入退院手続）

食事伝票、処置伝票など各種伝票の管理

カルテ・レントゲンの管理

書類、報告事項の取り次ぎ

回診準備、連絡調整

入院患者のスケジュール管理
（手術、検査など）

退院時のサポート

＊病棟のクラークがレセプト業務を行う医療機関もあります。

退院計画書が発行されます。退院日が決まったら、当日スムーズに退院ができるように準備をしておきます。退院の手続きを行います。

医療の専門知識も必要に

病棟のクラークは、ナースステーションの中か、すぐ横の事務室で業務を行うことが多く、患者さまやその家族から治療内容に関する質問を受けたりすることもあります。

しかし、それらについては、些細なことであっても、勝手な判断は慎み、

すぐに医療スタッフに報告をすることがなによりも大切です。

常にスタッフとの連携を密にするとともに、自分自身も医療についてのある程度の専門知識をもっておくことが必要となります。

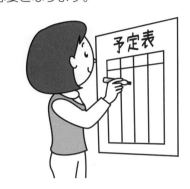

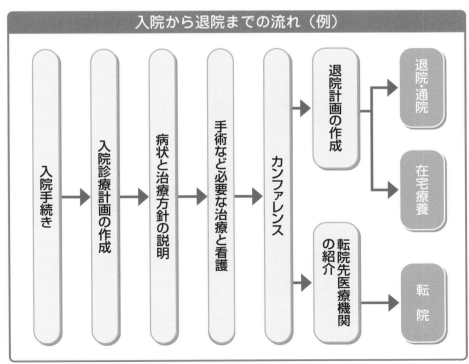

入院から退院までの流れ（例）

入院手続き → 入院診療計画の作成 → 病状と治療方針の説明 → 手術など必要な治療と看護 → カンファレンス → 退院計画の作成 → 退院・通院 / 在宅療養

カンファレンス → 転院先医療機関の紹介 → 転院

入院ということは、一時的であれ、患者さまの生活の場が病院に移るということです。ですから、患者さまの生活を支えるさまざまなものや人が必要で、食事や介助、物品の手配なども必要になります。

逆に、退院時には、不要になる食事や物品などについて、関係部署に前もってキャンセルや返品の連絡をしておく必要があります。

こうした適切な把握・管理と、院内の関係部署と連携したスムーズな連絡調整が、病棟クラークには重要です。

●ここがやりがい！

患者さまとのコミュニケーションや感謝の言葉をいただくことは、やはり

病院勤務 春山記念病院

伊藤朱由美さん 医事課(入院)

入院担当ですので、患者さまが退院されるときの笑顔が医療事務の仕事をしていて最もよかったと思える瞬間です。仕事では大変なこともありますが、人のために役立てるという実感と充実感は、ほかの仕事ではなかなか得られないと思います。

病棟の見取図（例）

| | 食堂 | 病室 | 病室 | 病室 | 病室 | カンファレンス | | 病室 |

| | WC | EV | | 事務室 | ナースステーション | | 洗濯室 | WC | 浴室 | 介護浴室 |

| | 病室 | 病室 | 病室 | 病室 | 病室 | 病室 | 談話室 | 病室 | 病室 | 病室 |

※病棟クラークは、ナースステーションまたはすぐ横の事務室に常駐します。

何よりの励みです。

　入院患者さまは24時間病院にいることから、外来患者さまに比べて接する時間が長く、話す機会も多くなります。それだけに、病棟クラークには、明るく節度ある対応が求められます。

● **こんな能力も必要**

　配属先の病棟に関する医療知識を得ておく必要があります。例えば、消化器科の病棟にいるならば消化器科に関わる病気についても知っておかなくて

はなりません。レセプト業務を行わない場合でも、連絡事項の伝達や患者さまとのやりとりの中で必要になってきます。

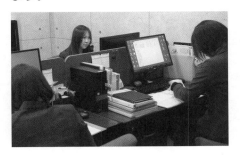

さまざまな改定の影響

　診療報酬は、2年に一度（薬価は1年に一度のケースあり）改定があります。医療の進歩により、新しい手技が追加になったり、逆にあまり行われなくなった診療行為が削除されることもあります。

　また、医療費には消費税はかかりませんが、病院で購入する薬剤や材料には消費税がかかるため、それらに対応する改定が行われる場合もあります。

　改定内容が確定するのは3月下旬が多いのですが、それでも病院は4月1日から新しい診療報酬で対応しなければならず、数日間で新しい点数を

覚えたり、レセコンソフトの入れ替えを行ったりと、かなりの業務負担がありました。

　それらを踏まえて、令和6年度の改定により4月改定、6月実施となることが決まり、医事課職員も少しホッとしているのではないでしょうか。

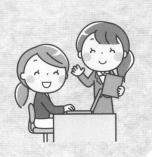

スペシャリストをサポート

**所属する場所によって
業務内容は大きく異なる**

「医療秘書」と「医療事務」は同じ!?

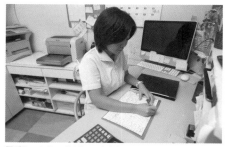

優秀なコンシェルジュのようなスタッフも

　医療事務の求人を探していると、まれに「医療秘書」という職種でスタッフを募集している医療機関を見つけます。仕事の内容を確認すると、一般的に「医療事務」と呼ばれている職務とは違うことが多いようです。

　医療事務という仕事そのものが、医療の専門職であるドクターや看護師のサポート業務であり、前述の受付・窓口業務、医事課、外来クラーク、病棟クラークのすべてが秘書的な業務だとする考え方も成り立ちます。

　こうした業務の中でも、レセプト業

医療秘書業務

- スケジュール管理
- 電話対応
- 来客時の接遇
- 掃　除
- ファイリング
- 海外レターの作成
- 海外の文献の翻訳
- 学会への同行
- 文献の入力作業
- 研究の補助

務に関しては、国家資格ではないもの
の、非常に高い専門性が求められるこ
とから、レセプト業務以外の医療事務
の仕事を医療秘書業務としている医療
機関もあります。

　病院によって呼称が違うのは、仕方
がないことでしょう。

　本書では、一般的に独立分業した職
種として扱われることの多い「院長秘
書」「医局秘書」を「医療秘書」とと
らえて、その仕事を説明していきます。

院長秘書・医局秘書

　院長秘書・医局秘書は、多忙な院長
や医師に代わって、さまざまな雑務を
行う仕事です。

　院長や医師は診療など医療機関内で
の本来の業務を行いながら、研究活動、
地域の活動などにも携わっています。

　そこで、本来の業務に支障がないよ
うに、対外的なスケジュール管理から

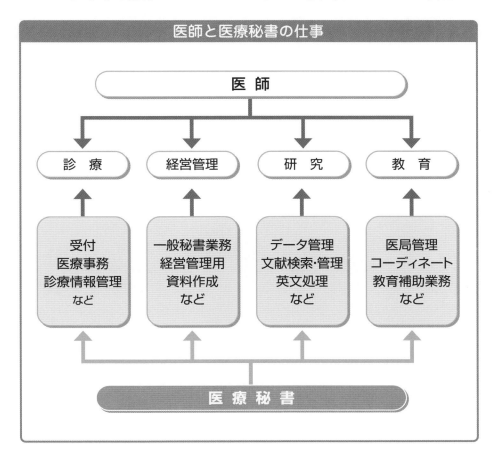

医師と医療秘書の仕事

身の回りの雑務までを代わってこなす秘書が必要となります。

さらに医療秘書は、場合によっては、海外の学術論文の翻訳を任されたり、海外からの来客に対応するなど、より深い専門知識や語学力が必要となることもあります。

また、上司となる人の仕事の内容や考え方、個性によって、任せられる仕事が大きく異なってくるのが特徴といえます。

優秀なコンシェルジュのような秘書も

●ここが大切

病院には多くのスタッフがいます。

「○○病棟の看護師長さんの名前はなんだったかな？」

「○○病院の○○先生は何科が専門だったかな？」

といった上司の問いかけに即座に答えられる、優秀なコンシェルジュ（案内人）のような秘書も。

あくまで上司の指示のもとに動く業務ですが、仕事を与えられてから動くのではなく、求められたときにすぐに対応できるスキルを磨くことが医療秘書としての腕の見せどころといえます。

●こんな能力が必要

上司が秘書に何を求めるかによって必要な能力は異なります。海外の学会に同行するような業務がある場合、英語の語学力は必須となります。医療に関する知識が不要な職場もありますが、医療事務の知識と経験を生かして質の高い仕事をしている秘書も数多くいるのです。

●ここが大変

医療秘書の求人の数は多くはなく、パート採用のみに限っている病院もあります。採用されたとしても、正職員は少なく、収入面でも厳しい条件の場合が多いようです。

●ここが重要

患者さま、ドクター、看護師、他部署のスタッフなど、多くの人の間に立ってやりとりをするため、どんなタイプの人にもうまく対応できることが求められます。

●こんな業務も

電子カルテの導入に伴い、医師が診察中にコンピュータの入力などに労力を割かれる弊害も指摘されるようになりました。

そこで、診察室で、検査依頼やレントゲン予約などの医療秘書では行えない、事務レベルの業務を医師に代わって行う、医師事務作業補助という新たな職種も生まれています。

医療事務｜医師事務作業補助業務

医師の事務業務をサポートする専門職

プレッシャーはあるが やりがいも大きい

医療事務関連の求人で、最近、最も注目されているのが、「医師事務作業補助」者です。

この職種があるのは病院のみであり、診療所ではほとんど見当たりません。なぜなら、これは、病院勤務医の業務負担軽減を目的として設定された業務だからです。

病院内で行われる事務業務は、総務や人事といったものを除き、すべての部門で医療や関連する法規についての知識が必要になります。その中でも、特に専門的な知識が求められるのが、この医師事務作業補助業務です。

医師事務作業補助者は、医師の指示の下に、医師に代わって事務作業を行います。主な業務は、電子カルテの代行入力、諸々の書類作成、各種データの作成など、これまで医師が勤務時間外に行っていた事務業務です。

病院によって、どの業務を医師事務作業補助業務者に任せるかはまちまちです。また、医師別に補助者をつけるケースと、業務ごとに数名ずつ補助者を置いているケースがあります。カルテや検査の代行入力を行う場合は、医師ごとまたは診療科ごとに配置されますし、書類作成を専門に行ったり、データ作成のみを行う業務の場合は、病棟や医局ごとに配置されます。

医師の指示の下とはいえ、代わりに書類や資料を作成するわけですから、医療や法規についてかなり高度な知識が必要となります。そのため医師事務作業補助業務者は、32時間の研修を受けなければなりません。医師事務作業補助業務という職種ができてからの歴史は浅く、15年ほどですが、特に医師の働き方改革を推進している今、ドクターからは「非常に助かっている」という声がたいへん多く、採用する病院はどんどん増えています。

受付やクラーク業務などと比較すると業務の内容は多岐にわたり、専門知識も要求されるだけにプレッシャーも大きいかもしれませんが、医事課業務のようにじっくりとひとつのことに取り組むよりも、変化を伴い動きのある仕事が好きだという方にとっては、まさにうってつけのやりがいのある業務であるともいえます。

医療事務職員の現実を
のぞいてみよう

**実際の仕事ってどんなもの？　先輩たちは実際どのように
働いているの？　そんな疑問にお答えします！**

医療事務さん、活躍中！
さまざまな職場

　ひとくちに医療事務といっても、その活躍の場はさまざまです。

　病院、診療所、歯科医院、調剤薬局それぞれに医療事務の仕事があります。同じ病院でも内科、小児科など診療科によって業務の内容が変わります。

　また、医療機関の規模やスタッフの人数などによって職場の雰囲気も異なります。たくさんの職場の中から、自分にぴったりの環境をみつけてください。

興味のある医療機関での仕事をチェック！

病院で働きたい　➡**P62**

診療所で働きたい　➡**P68**

歯科医院で働きたい　➡**P72**

調剤薬局で働きたい　➡**P79**

医療機関に勤務しない
医療事務職？

　この本を読んでくださっている方にとっては、将来の話になりますが、医療事務の経験を積んだ後にも、さまざまな活躍のステージがあります。

　医療事務の経験を生かして勤務できる企業もあります。

　医療事務には専用のソフトを使って行うコンピュータの作業もあります。そのソフトの操作方法を、医療機関の人に教える仕事は、医療事務に対する深い知識と経験をもった人でなくてはできません。

　その場合は主に、ソフトの開発会社、メンテナンス会社などに所属するインストラクターとして、医療機関に出向く形になります。

レセプト点検請負

　毎月、医療機関は月末にその月の診療の内容をまとめ、次の月の10日ま

でに、レセプトを作成して、審査支払機関へレセプトデータを提出します。

複雑な保険の仕組みに合わせ、短期間で確認を行い、正確に仕上げなければならない仕事であるため、医療機関の職員のみでは対応しきれない場合もあります。

レセプト点検請負とは、そのレセプトの点検作業を病院から請け負う仕事です。

トップリーダーはどのような医療事務員を求めているのでしょうか。
また、先輩たちはどのような職場で働いているのでしょうか。

■安心で信頼される病院を目指します！
春山記念病院
水野浩司事務長　➡ **P63**

■日々スキルアップに努める
春山記念病院
平山真実医事課係長　➡ **P64**

■笑顔でよりよい接遇の実践を！
春山記念病院
平山真実医事課係長　➡ **P66**

■コミュニケーション能力は必要不可欠
山手台クリニック歯科外来
福野雅人院長　➡ **P75**

■人の役に立てることが励みに
岡本薬局みなみ店
白石敦美さん　➡ **P81**

■病院にうかがってレセプト作成を行っています
株式会社TMP
齊藤貴子代表取締役 ➡ **P89**

■受付は病院の顔であり第一印象です
私のクリニック目白
平田雅子院長　➡ **P69**

■住宅街のクリニックで幅広い年齢層の患者さまに接しています
山手台クリニック歯科外来
横森美由紀さん　➡ **P74**

■患者さまの気持ちを先取りできる医療事務員であってほしい
デンタルクリニック TMP
藤岡隼院長　➡ **P77**

■気楽に相談に立ち寄れる調剤薬局に
岡本薬局みなみ店 管理薬剤師
山野紀子さん　➡ **P80**

■医療事務員は調剤薬局の要
株式会社岡本薬局
松本弘行代表取締役　➡ **P82**

都心にある病院で
幅広い能力を身につける

広く深い知識、対外的な折衝力も求められる

年間5,000件の救急医療

　春山記念病院は、副都心・新宿の百人町の交差点に面しています。交通の便のよさは道路だけでありません。総武線大久保駅からほど近く、山手線新大久保駅、西武新宿線・西武新宿駅のいずれからも徒歩5分程度の都心にある病院です。

　診療科目は、一般外科、整形外科、脳神経外科、消化器科、形成外科、麻酔科、リハビリテーション科、内科、泌尿器科と幅広く、病床数99床の規模の病院とは思えないほど多くの患者さまがひっきりなしに訪れています。

　百人町は、西新宿が副都心として発達するまでは閑静な住宅街でしたから、表通りにビルが建ち並ぶ繁華街となった今でも、春山記念病院には、地元住民からの厚い信頼が寄せられています。

　また、日本最大の繁華街・歌舞伎町やコリアンタウンにも近く、救急指定医療機関として24時間年中無休で救急外来を受け付けていることも、来院者の多い理由といえます。同病院の救急医療は、年間5,000件以上と多く、救急患者への対応には瞬時の判断が求められます。

PROFILE
勤務先プロフィール

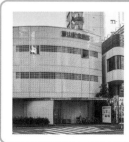

医療法人社団広恵会　春山記念病院

〒169-0073　東京都新宿区百人町1-24-5
　　　　　　TEL　03-3363-1661
- **診療時間**…月曜〜金曜 9:00〜17:00　土曜 9:00〜16:00
　　　　　　※救急外来は年中無休・24時間対応
- **診療科目**…一般外科、整形外科、脳神経外科、消化器科、形成外科、麻酔科、リハビリテーション科、内科、泌尿器科
- **許可病床数**…99床　**外来患者数**…160人／日
- **入院患者数**…85人／日

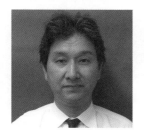

INTERVIEW

病院事務長にインタビュー

医療事務は、病院の顔であり経営の中枢を担う大事な部門

春山記念病院事務長
水野浩司さん

医事課業務は、医業収益を請求する事務的業務の玄関口としての役割を担っており、その収益により経営が左右されかねないという、病院にとって重要な部門です。その業務は、受付から医療費の計算・会計・診療報酬請求など、広範囲に及び、医師や看護師、各コメディカルスタッフと連携しながら医療サービスの提供に関わっています。

その中で、医事課職員にとって、業務の基本といえるのは、まず、コミュニケーション能力といえます。患者さまに対する接遇、課内での職員間の伝達、院内の他部門との連絡、場合によっては院外の関係機関とのやりとりなど、医事課職員には実に多種多様なコミュニケーション能力が求められます。

ここで、大切なことは、つねに相手の立場に立ったコミュニケーションを心掛けることです。この基本を忘れると、受付でのクレームや患者さまの待ち時間の増加、さらには診療行為の妨げにもなるからです。

また、診療報酬への理解・把握と未収金管理も医事課職員が気をつけなければならない重要なポイントです。診療点数早見表などは医事課職員のバイブルですが、診療報酬には、慣例・通則といったものがあり、こうした知識は、上司や先輩職員から教わりながら実務を通して身につけるしか方法がないからです。基本となる情報は、早見表などで身につけられますが、その上で、診療報酬改定などの医療の大きな流れを把握する姿勢をつねに持続する心がけが重要といえます。

未収金管理については、日頃から未収金請求業務の重要性を継続して意識して、その回収方法にどんな工夫をしているかが、ポイントといえるでしょう。

しかしながら、どんな業務であってもまずは医療事務の仕事が好きという気持ちが医事課職員の大前提といえます。

そのために職員をめぐる医事課内の環境を整備していくことが、重要であると考えています。

先輩の働き方 拝見！

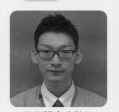

春山記念病院に
勤務する
平山真実 医事課 係長
の場合

■ 勤務形態　正職員
■ 勤続年数　6年目
■ 担当業務　医事課統括、各種届出書類作成、レセプト業務
■ 勤務時間　8:45～17:15　4週8休。
入院・外来が迅速に業務を行えるよう、日々各部署と連携を取りながら指導しています。各種届出書類作成業務を担当しているので、必要な知識を身につけるためのスキルアップに努めています。
■ 経歴　一般病院勤務後、春山記念病院へ。

「救急医療活動を中心とし、さらに地域に密着した急性期病院として、常に患者の皆様に安心で信頼される医療を提供する」という病院の理念はこうした立地ゆえのものでしょう。

大病院と違った規模ゆえのメリットも

来院者への対応が素早いということも、この病院の特徴といえます。

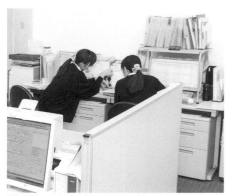

職員同士のコミュニケーションも大切

大学病院のような大きな病院では受付だけでも総合受付から各科の受付と、待ち時間がどうしても長くなりがちです。また、こうした大病院では、緊急性がなければ初回は診察だけで、治療は次回からという場合もあります。

救急医療活動を中心とし、さまざまな来院者が訪れる春山記念病院では、医療事務職員にも臨機応変のスピーディーな対応が求められます。ひとつの決まった業務だけをこなせればよいという環境ではありません。それだけ大変ではあっても、やりがいのある職場といえるのではないでしょうか。

この病院では医療事務職員の間で語り継がれている言葉があります。それは「春山記念病院で医療事務職員としてきちんと務められれば、全国どこの病院へ行っても立派に通用する」というものです。

すべてを身につけた 医療事務職員に

医療事務職員になるには特別の国家資格や免許があるわけではありません。だからといって、誰でもが簡単にこの業務をこなせるというものでもありません。医療事務の仕事は、受付などの接遇からレセプト業務までさまざまな業務がありますが、とくに、春山記念病院のように24時間・365日救急外来に対応している病院では、通常の受付時間にもさまざまな対応を必要とする患者さまが訪れます。

春山記念病院では、2015年に新病棟が完成して増床を実現し、急性期病床と回復期リハビリテーション病床を備えたことで、円滑な救急症例の受け入れと、治療の継続性を目指した病院として生まれ変わりました。

そこで期待されているのが「すべてを身につけた医療事務職員」です。さまざまな患者さまを受け入れるために

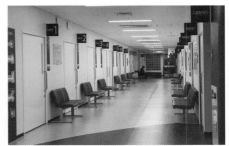

わかりやすい表示で患者さまをご案内

は、どんな状況にも対応できる能力を備えた医療事務職員の存在が不可欠といえます。そのためにも日々の研鑽が欠かせません。人口流動化が激しい都心にありながら、地域に根差した病院として春山記念病院のさらなる発展が期待されています。

キャリアアップを 目指して

春山記念病院に勤めて4年目になる平山さんは、ニチイ学館で医療事務の資格を取得、そして、紹介された病院で医療事務の仕事につきました。その後、春山記念病院に移り、現在、医事課の統括を担当しています。

医療事務を志したのは仕事の安定性だとのこと。「医療事務であれば、全国どこでも働く場所があります。しかも高齢化の進展で、医療事務員の需要はこれからも増していくと思います」そう話す平山さんですが、キャリアアップのために外部で行われる研修会にも積極的に参加しているそうです。

地域医療連携

初期診療や慢性疾患で症状が安定している場合などは診療所の医師（かかりつけ医）に診てもらい、診察の結果、専門的な検査・診察や入院が必要と診断された場合は、治療に適切な機能を有する病院へ紹介し、退院後は診療所へ患者さまを戻します。この一連の流れが地域医療連携です。

病院の特色に
対応できる能力を

病院にはそれぞれの規模や診療科目などによる違いだけでなく、立地する地域の環境による特徴もあります。

平山さんも、新宿の繁華街、ビジネス街に近く、緊急の患者さまも多く来院されると同時に、地域に長く暮らす患者さまも多いという春山記念病院の特色に、はじめはとまどったといいます。

なかでも驚いたのは、外国人の患者さまが多いという点です。外来受付では来院の目的を聞くことになりますが、英語だけでなくさまざまな言葉で話される患者さまの状況を聞き出して適切な診療科につなげるためには、医療事務職員のコミュニケーション能力が問われます。

春山記念病院では独自の接遇マニュ

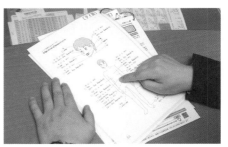

日本語を話せない患者さまには指さしで

アルを作成しており、日本語が話せない患者さまにも対応できるように、イラストを指で示すことで基本的な対応ができる工夫がこらされています。

保険診療と自由診療の違い

保険診療とは医療保険によって行われる医療のことです。私たちは必ず何らかの医療保険に加入していますが（P28参照）、保険診療は健康保険法をはじめとしたさまざまな決まり事に基づいて行われ、料金も決まっています。

一方で自由診療とは、文字通り患者との話し合いによって行われるもので、医療法などの範囲内で診療方法や料金は自由に決められます。

保険診療と自由診療を同時に行うのが混合診療ですが、一部の例外を除いて認められていません。

笑顔でよりよい接遇の実践を！

病院勤務
春山記念病院
平山真実 事務部医事課 係長

医事課の業務は幅広く、その中でも受付は来院した患者さまと最初に対応する場所なので「受付は病院の顔」という自覚を医事課職員全員がもって業務に努めています。

それ以外にも、毎日多くの患者さまが来院されますので、忙しい中でも他部署との連携を取りながら業務を迅速に行うことも大切です。それには個々のスキルアップが欠かせないと考え、各自接遇向上のための目標を設定し、院外研修へも積極的に参加するようにしています。

こうした取り組みを行い、患者さまと信頼関係を大切にしながら勤務することで、笑顔でよりよい接遇が実践できるよう心がけています。

病院勤務 の 特徴

基本は分業制 規模に応じて 任される仕事の 範囲はさまざま

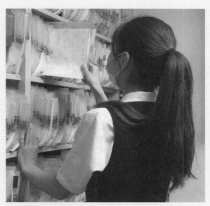
電子化の時代であっても紙情報も膨大に

その分野の エキスパートに

規模の大きな病院は、患者さまの数が多く、効率よく業務を進める必要があることから、多くは分業制となっています。

自分の担当する業務に関しては、毎日何百件もの数をこなすことになり、当然経験値が上がります。ある特定の分野でスペシャリストになりたい場合はおすすめです。

その反面、受付からレセプトまで全体の流れがつかみづらいというデメリットがあります。例えば、カルテやレントゲン資料の保管庫に専属で配置される場合などは、転職を考えた場合、他の病院でも即戦力となるスキルがすぐに身につくかは疑問です。たいていは病院内で定期的な異動がありますので、異動に応じてさまざまな業務を経

験し、スキルの幅を広げたほうがよいでしょう。

スピードとバイタリティを 身につけられる

1日に数多くの患者さまが訪れる病院はその分、業務には正確さに加え、スピードが求められます。

それだけに、さまざまな状況にスピーディかつ的確に対応する体力と判断力がきたえられるともいえます。

多くの患者さまに対応することはもちろん、細かな分業体制においてはスタッフ同士のコミュニケーションがより重要になります。

それゆえに、診療所や規模の小さな病院に比べて、規模の大きな病院では、多くの人と円滑にコミュニケーションを図れる能力をもっていることがなによりも重要です。

最新の技術・設備で こまやかな心づかい

すべてのスタッフが同じ気持ちで患者さまに接する

女性のための医療として スタートして20年

山手線目白駅の改札を出るとすぐに目に入るのがビジネスホテルです。『私のクリニック目白』はこのホテルの中にあるお洒落なクリニックです。

"女性のためのクリニック"としてスタートし、現在では美容やワクチン接種などの自費診療のみ、男性も受け付けています。

平田雅子院長は『私のクリニック目白』という名称の由来について、患者さまが「私のためのクリニック」と思っていただけることを目指したものだ

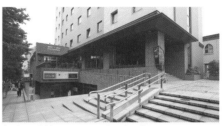

クリニックはステーションホテルの中に

と語ります。

「自分らしく過ごせるように、患者さまにエールを贈る」を目標とし、診療を完全予約制として患者さま一人ひとりに合わせた治療を行っています。

『私のクリニック目白』は、これからの新しいクリニックのあり方を示しているようです。

PROFILE
勤務先プロフィール

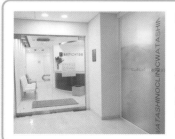

私のクリニック目白

〒171-0031　東京都豊島区目白1-4-1
　　　　　　JR東日本ホテルメッツ目白1F
　　　　　　TEL　03-5992-5550
●**診療時間**…11:00～13:00　14:00～19:00
●**受付時間**…11:00～18:30
●**休診日**…毎週火曜日、日曜日、祝日
●**診療科目**…皮膚科、美容皮膚科、美容治療、内科、アレルギー科、心療内科・カウンセリング

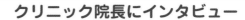

INTERVIEW

クリニック院長にインタビュー

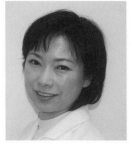

日本中の女性を
みんな元気にしたい！

私のクリニック目白院長
平田雅子さん

　健康は、その方の生活環境、習慣や性格に左右されます。当院は、2003年に身体のことも心のことも相談できるクリニックを目指してオープンしました。

　「日本中の女性をみんな元気にしたい」という目標から、現在では、ご本人の希望を反映し、自分らしく過ごせるように、患者さまにエールを贈る「ライフデザイン外来」を始めています。

　クリニックのスタッフが常に心がけていることは、

1. 自分自身の健康管理
2. いつも笑顔、つらい言葉にも笑顔で対応
3. ありがとうから始める
4. 仲間を大切に（すべてをみんなの責任として行動）
5. 気配り、目配りを忘れない（背中にも目と耳をもつ）

ということです。

　クリニックでは、まず、患者さまの悩みをきちんと聞くことを心がけています。患者さまの中には、内服治療の必要がなく、お話をするだけで元気になったという方もいらっしゃいます。

　常に患者さまの立場から「自分だったら…」と考えることが医療の基本スタンスだと思っています。

　医療事務スタッフには、患者さまの声をよく聞き、情報をキャッチして、医師・看護師につなげる役割があります。

　受付は病院の「顔」であり「第一印象」です。「熱意」のある、一生懸命でやさしい、元気で明るい人、笑顔で受け答えができる気づかいのある人が望まれます。

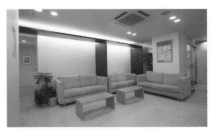

ゆったりと落ち着いた待合室

医療事務員は毎日、病院でどのような仕事をしているのでしょうか。1日の仕事の流れを追ってみました。

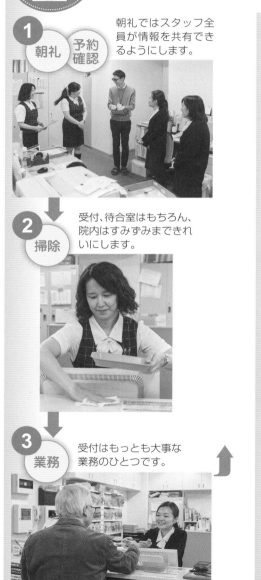

1 朝礼 予約確認
朝礼ではスタッフ全員が情報を共有できるようにします。

2 掃除
受付、待合室はもちろん、院内はすみずみまできれいにします。

3 業務
受付はもっとも大事な業務のひとつです。

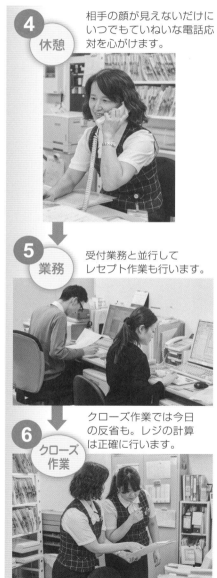

4 休憩
相手の顔が見えないだけにいつでもていねいな電話応対を心がけます。

5 業務
受付業務と並行してレセプト作業も行います。

6 クローズ作業
クローズ作業では今日の反省も。レジの計算は正確に行います。

診療所勤務 の 特徴

学ぶことも多く、 努力次第で スペシャリストに

トータルな能力が 求められる

　総合病院や大病院では、スタッフも数多くいますから、分業制がしかれていて、個々の業務が特化されていることが多くみられます。

　それに対して、診療所やクリニック、医院といった規模の小さな病院では、限られた人員の中であらゆる仕事に対応しなければならなくなります。

　受付・会計窓口での業務から、医師や看護師とのやりとり、カルテの発行、レセプト業務、オペレーティング、清掃や、医療秘書的な業務の他にも、用度営繕、場合によっては病院の経営面にまで関わるなど、さまざまな仕事をこなすことになります。

努力次第で医療事務の スペシャリストに

　診療所・クリニック勤務では、このように業務の種類が豊富なだけでな

く、それぞれの業務の量も多くなりがちです。

　それだけに、仕事を通してトータルな力をつければ、努力次第であらゆる業務をこなせる医療事務のスペシャリストになれる可能性もある、魅力ある職場といえるのではないでしょうか。

　診療所・クリニックの中には、たくさんの診療科を掲げているところもありますが、やはり眼科・耳鼻咽喉科・整形外科・皮膚科・小児科など、ひとつの診療科しか掲げていないところが多いのが特徴です。また最近では、その中でも特に専門分野に特化した治療を行うところも増えており、「診療所では簡単なことしかできない」という話は、過去のものになりつつあります。

　このような場合、医療事務に限っていえば、例えば眼科なら眼以外のものはカルテに出てきませんし、その中でも専門的な治療を行っていれば、同じ病気の患者さまばかりが多数来院することになります。ですから、オールラウンドな能力を身につけることはできませんが、逆に眼に関しては非常に深く知ることができるようになり、ゆくゆくは眼科のスペシャリストとなることができるでしょう。

　以上のように、診療所・クリニックの枠の中でもタイプはさまざまですので、職場を選ぶ参考にしてください。

チーム医療の一員として 働けるのがメリット

住宅街のクリニックで現場から知識を身につける

幅広い年齢層に対応する

オープンして18年、『医療法人社団ユニメディコ山手台クリニック歯科外来』は、横浜市郊外の住宅街の中にあります。

開院してから22年、医療法人社団ユニメディコ「山手台クリニック」は横浜市郊外の住宅街の中にあります。2020年夏、店舗を拡大しフルリニューアルオープンをし多くの患者さまにご来院いただいています。

2階建てのビルには内科、眼科、整形外科、調剤薬局が入っており医療テ

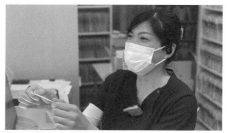

笑顔で接遇を心がけています。

ナントビルとなっています。クリニックでは幅広い年齢層の患者さまに対応できるように、各科のエキスパートの歯科医師が診療に従事しています。

ベットタウンという土地柄もあり、土曜・日曜・祝日も営業しています（水曜日休診）。

PROFILE
勤務先プロフィール

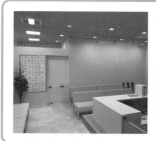

山手台クリニック歯科外来

〒245-0004　神奈川県横浜市泉区領家3-2-4山手台IKプラザ2F
TEL　045-814-6821
●受付時間…9:00〜18:00
●休診日…水曜日
●診療科目…一般歯科、小児歯科、歯科口腔外科、歯列矯正
●歯科医師…8名
●医療事務員・歯科助手…8名

多忙な業務の中でも
勉強を

横森美由紀さんは、この山手台クリニック歯科外来に10年前から歯科助手として勤めています。

医療事務の資格をもたない横森さんがこのクリニックに勤めたきっかけは、資格の有無を問わないという募集時の条件があったからですが、横森さんには子どもの頃から歯科医院に対するあこがれがあったといいます。

それは、子どもの頃に通った歯科医院で医師やスタッフがやさしく接してくれた思い出から生まれたものです。

自分自身も、思い出の歯科医院のスタッフのように患者さまに接したいという希望があるからこそ、仕事にも貪欲に取り組んでいます。

クリニックでは受付からカルテの管理・整理、診療補助までさまざまな業務がありますが、毎日の忙しい業務の中で、医療事務の資格取得を目指して勉強を続けています。

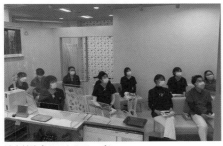

院内勉強会でスキルアップも

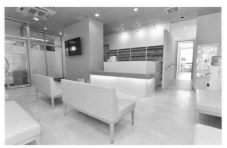

患者さまが過ごされるスペースは常に清潔を維持

業務は多忙でも、独学ではわからないことは医師や先輩に聞くことができるので、現場に即した知識が身につくのは大きなメリットです。

医療事務員も
医療チームの一員

横森さんは、医療事務という仕事については、事務作業の地味な業務というイメージをもっていたそうです。

ところが、いざ医療事務職員として勤めてみると、現場での仕事が多く、まったく違っていて驚いたといいます。

特にこのクリニックでは、スタッフの数も多く、歯科医師、歯科衛生士が一体となったチーム医療が実践されています。

横森さんもチームの一員として医師との連携を心がけています。

スタッフの間の分け隔てがなく、定期的に医師とともに勉強会が行われているので、医療事務だけでは知ることができない専門知識まで学べるのはとても貴重なチャンスといえます。

先輩の働き方 拝見！

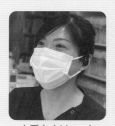

山手台クリニック
歯科外来勤務
横森美由紀さん
の場合

■ 勤務形態　正社員
■ 勤続年数　10年目
■ 担当業務　受付・会計業務、レセプト業務、カルテの管理・整理、リコールハガキや電話対応、会計管理、物品管理・発注、診療補助などを担当。
■ 勤務時間　8：30～18：00　週休2.5日、シフト制、残業はほとんどありません。
■ 経歴　一般企業で事務職を経験後、新聞広告での募集を見て応募、現クリニックに勤務。

ホスピタリティーを忘れずに

　診療以外で患者さまと接する時間が最も長いのは横森さんです。

　それだけに、患者さまとのコミュニケーションが大切と語ります。

　「患者さまに満足していただけたときや、医師のサポートを適切に行えたときには、仕事に対する充実感を感じます」

　ときには患者さまに十分な対応ができなかったという場合もあります。

　「患者さまのご不満の声にお答えするのはとても残念です。ご理解いただけるようにお話しするためにはもっと多くの経験や知識が必要ですので、自らの未熟さを感じています」

　横森さんが常に心がけているのがホスピタリティーだといいます。

　「医療機関の仕事の重要性を感じる毎日です。患者さまの質問に適切にお答えできるようにするには、治療の内容や、治療基準をきちんと把握しておくことが重要だと思います」

　医療事務職員はたんなる事務員ではなく、医療従事者のひとりとして患者さまの病気を治すお手伝いをしているといってもいいのではないでしょうか。

　横森さんも医療事務の仕事に誇りをもっていると話します。

　「医師ではない私たち医療事務職員は、もちろん治療行為はできません。患者さまの病気を直接治すことはできなくとも、間接的に心のケアを行うことはできると思っています。そう考えると、医療事務は本当にやりがいのある仕事だと思います」

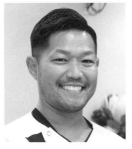

INTERVIEW

歯科医院歯科医師にインタビュー

医療事務は素晴らしい仕事です

山手台クリニック歯科外来
歯科医師　**福野雅人**院長

　医療事務なくして医院は成りたちません。とても奥が深く、やりがいのある仕事だと思っています。医療事務に携わる方の仕事は多岐に渡り渡ります。受付や会計業務、処方箋、提供文書の出力、予約確認、電話対応など、医院のなかでも群を抜いて広い分野の業務を担っています。

　当院で勤務されていますみなさんはそのほとんどの方は医療関係の業務は未経験の方です。初めての分野に戸惑いながらもみなさん楽しく笑顔で勤務できていると思います。

　それは痛みや悩みを抱えて来院される患者さまを「想う」気持ちがあるからです。未経験であっても患者さまと話をしようとする努力や他人を思いやる気持ちさえあれば楽しくできる仕事だと思います。

　私は最近「医療事務、歯科助手に携わる方には、突き抜けてほしい」と思っています。医療事務・歯科助手という仕事に終わりはありません。ある程度経験を積んでいくとできる業務が増え、精度を上げ、スピードを上げていくことができます。

　ここで大体の人は満足します。医院にとってももも「できる人」となります。ただ、その先には教育、標準化という大きな壁があります。さらに個々人として目標設定、目標管理を行いスキルアップをする、医院の目標や理念に沿う目標設定をすることで、さらに価値が高まります。

　医療事務の仕事にはマンネリ化で同じ仕事、つまらない、などはあり得ません。

　気負うことなくゆっくりと、ただ決して同じ毎日を過ごさないよう努力することで、いくらでも楽しめる、終わりのない素晴らしい仕事だと思っています。

オフィス街で最新の治療を提供

プライバシー重視の診察室でスムーズな治療を

スムーズな治療を提供

2016年に開業したデンタルクリニックTMPは、ＪＲ本千葉駅から徒歩１分という、交通の便の良いところにあります。

また、千葉モノレールの県庁駅前からも近いとあって、駅名の通り付近一帯は官庁街で、閑静なビルも多く、訪れる患者さまにも官庁の職員が多く、お昼休みや夕方には患者さまが集中しがちとなります。

そこで、待ち時間をできるだけ少なくするように、ひとりずつ細かく予約時間を区切っています。また、診察室はプライバシーに配慮して、入口は独立していても奥がつながった半個室の作りになっており、医師は3つの診察室をそれぞれの状況によって移動することができます。そして、治療の進行状況によって、スムーズに治療が流れるように各診察室を割り当てています。

こうした工夫が、患者さまには治療の手際の良さをさらに強く印象づけているのではないでしょうか。

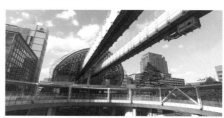

千葉モノレール駅から徒歩５分

PROFILE
勤務先プロフィール

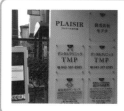

デンタルクリニック TMP

〒260-0854　千葉県千葉市中央区長洲1-29-3プレジール本千葉3F・4F
TEL　043-307-8585

● **受付時間**…10:00〜19:00　　● **休診日**…祝日不定期
● **診療科目**…一般歯科、口腔外科、予防歯科、審美歯科、矯正歯科
● **患者数**…50人
● **歯科医師**…2名　　● **医療事務職員**…2名

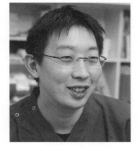

INTERVIEW

歯科医院院長にインタビュー

患者さまの気持ちを
先取りできる医療事務員に

デンタルクリニックTMP院長
藤岡　隼さん

　当院のような比較的小規模の歯科医院では、医療事務員といえども事務処理に加え、受付や診療補助なども重要な業務となります。

　そうしたことから、医療事務員には患者さまの気持ちを先取りできるコミュニケーション能力が求められますし、この能力を磨いて欲しいと思います。

　患者さまが入口から入ってこられた瞬間から、笑顔でお迎えして緊張をほぐし、治療終了後も気持ち良く医院を後にできるような、気配りを欠かさない、常に笑顔で患者さまの目線で行動できる医療事務員が理想といえます。

　治療に際しては、インフォームドコンセントを十分に行うように心掛けています。とくに初めて来院された患者さまには、治療方針と治療期間・通院回数をお伝えして、納得して頂いてから治療を開始します。

　説明の際には、レントゲン写真や口腔内写真を活用して、口腔内状況を説明することで、「安心して治療を受けられる」とのお声を頂いています。

　歯は治療が終了してからも、アフターフォローが必要です。患者さまにもメインテナンス・定期健診をお勧めしていますが、当院も、患者さまが困ったときやクリーニングに、気軽に立ち寄れる医院であるようにと努めています。

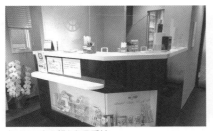

クリニックの顔となる受付

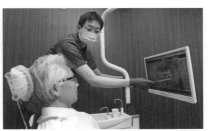

治療には詳しい説明が

歯科では
診療補助まで
関わることも

自由診療と保険外併用療養

歯科では、患者さま本人が「自由診療」を選ぶことができます。

この自由診療とは、自費診療とも呼ばれ、医療費のすべてを患者さまが負担するというものです。

なぜ、このような選択肢があるのかというと、医療ニーズの多様化にともなって、患者さま本人が「よりよい治療を受ける方法を自由に選べるようにする」ためです。公的な健康保険では認められていない治療方法や材料・薬剤を用いるので、健康保険の適用対象にはならないというわけです。

自由診療の他に保険外併用療養があります。これは、公的な健康保険の適用を受ける診療と併せて、厚生労働大臣の定めた一部の行為についてのみ、自費での徴収を行うことができるというものです。これを認めているのが「保険外併用療養費制度」です。

歯科独自のレセプトの知識も必要になる

歯科ではこの自由診療、保険外併用療養が多いことから、医療事務職員は、受付で患者さまの保険の範囲を見極めたうえでの応対や、レセプトの作成が必要となります。

このように医科と歯科とでは、医師の作成するカルテ、医療事務職員が作成するレセプトも異なり、専門用語や診療内容、書類も違ってきますので、歯科の専門的な知識が必要となるわけです。

器具の清掃準備を手伝うことも

診療行為は医師や看護師などの資格がなければ行えません。病院や診療所では、医療事務職員が医師の診察を手伝うことはありませんが、歯科では、患者さまに触れることはなくとも、器具の清掃や準備などの助手としての動きも必要となることもあります。当然、受付だけではなく患者さまとの応対も増えますから、よりいっそう細やかな気づかいができなければなりません。

また、歯科で多くみられる個人経営の医院の場合には、医療事務職員にも医院を運営する観点をもつことが求められることもあります。

職場訪問 調剤薬局

医療事務は究極のサービス業

"人が好き"だからこそ相手の立場に立てる

地元で親しまれている調剤薬局

房総半島の中央に位置する市原市は、面積368.17平方キロメートルをもつ、千葉県内最大の市です。

五井駅は市原市の玄関口でもあり、東京都心、羽田空港、成田空港まで、いずれも1時間で到着するというアクセスの良さが魅力です。また、小湊鉄道の起点としても有名です。

岡本薬局みなみ店は、その五井駅から徒歩5分、市の中心部にあることから、近くには多くの病院があり、処方箋を持った患者さまがひっきりなしに

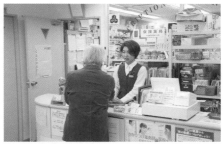

受付には親しみやすい雰囲気が

訪れています。

岡本薬局は、「薬種屋」という屋号で薬問屋として地元で開業していましたが、現在は株式会社岡本薬局として市販薬のみを扱う本店と、ほど近い場所に、調剤専門薬局として2000年4月にオープンしたみなみ店があります。

PROFILE
勤務先プロフィール

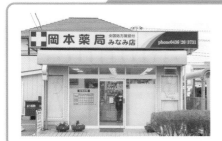

株式会社 岡本薬局 みなみ店

〒290-0056　千葉県市原市五井中央西1-20-9
　　　TEL　0436-20-3731
●**事業内容**…処方せん調剤、在宅患者訪問薬剤
　　　　　　管理指導、介護支援事業
●**従業員**…薬剤師、医療事務員、管理栄養士、
　　　　　糖尿病療養指導士、ケアマネジャー、
　　　　　登録販売者他、各複数名が所属

医療事務員の仕事は
やりがいが大きい

　白石敦美さんは、勤務していた病院を退職したときに、ちょうど募集をしていたみなみ店に応募、採用されたといいます。

　「同じ事務員であっても医療事務員は患者さまと直接かかわるので、普通の事務職とは違い、やりがいが大きいと思いました」と話すように、白石さんが心掛けているのは患者さまに対する心遣いだといいます。

　「例えば、ご年配の患者さまの場合には、目的や希望をはっきり言うことができないこともあります。そうしたときには、患者さまが何のために来られたのか、何を望んでいるのか、先回りして察してあげるだけでなく、それが決して押しつけがましくならないように、さりげなくお手伝いできるようにと心がけています」

　白石さんが医療事務を志したのは、お姉さんが病院で看護師として働いている姿を間近で見ていたことが大きなきっかけになったといいます。医療に関する仕事は、人の役に立っているという実感を得られる点では、同じといえるでしょう。

　そんなお姉さんの姿を見ていた白石さんは、専門学校で医療事務の資格を取得、卒業後、病院で医療事務員として働き始めました。その病院での勤務経験が、現在の調剤薬局でも生かされているといいます。

　「患者さまは病院で診察、治療を受けたのち、調剤薬局に来られます。病院と調剤薬局は別のものですが、患者さまにはそのまま連続しているようです」調剤薬局だけでは得られなかった病院での勤務経験が、患者さまへの細やかな対応につながっているのではないでしょうか。

　調剤薬局では、患者さまに対して薬

医療事務員の果たす役割は大きい

調剤薬局勤務
株式会社岡本薬局
みなみ店勤務
管理薬剤師
山野紀子さん

　岡本薬局みなみ店には管理栄養士、糖尿病療養指導士、ケアマネジャーといった専門家が所属しており、お薬に関することだけでなく患者さまからのさまざまなご相談に対応する態勢がとられています。通常の病院では、症状に対するアドバイスが中心になりますが、当局では、食事から睡眠まで日常生活全般にわたり患者さまに総合的なアドバイスが行えます。

　調剤のご依頼だけでなく、普段から気楽に相談にも立ち寄れる調剤薬局として医療事務員の果たす役割は大きく、その活躍に期待しています。

先輩の働き方 拝見！

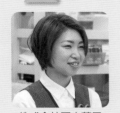

株式会社岡本薬局
みなみ店に勤務する
白石敦美さん
の場合

- 勤務形態　正社員
- 勤続年数　7 年目
- 担当業務　受付・会計業務、レセプト業務、オペレーター業務などを担当
- 勤務時間　8:00 ～ 18:00
- 経歴　　　専門学校卒業後、病院に勤務。その後、株式会社岡本薬局に入社。

剤師が説明をしてお薬を渡しますが、医療事務員はその患者さまが来局されてからお薬を受け受け取って帰られるまで、受付から間近に最も長い時間接している立場ですから、患者さまの状態には注意を払う必要があります。

調剤薬局に来られる患者さまは、病院で診察や治療を受けてきたばかりの方がほとんどですから、待ち時間が長くなっていないか、椅子が不足していないか、空調が快適かなど細かな気づかいが大切です。

医療事務員の役割は重要

みなみ店で管理薬剤師をしている山野紀子さんも、医療事務員が果たす役割は重要だと話します。「私たちも患者さまにお薬の説明をするときには注意をしていますが、患者さまが来局さ

れた時点で体調の変化などに気づけば、さらにきめ細かな対応ができます」。

院外処方の病院ではお薬が必要な患者さまには医師の処方箋を渡しますが、調剤薬局では、この処方箋を受け付けます。

受付に際しては、医療事務職員は、ただ処方せんを受け取るだけではなく、熱がないかなど、患者さまの体調をさりげなく確認しながら、保険証、お薬手帳の有無などを確認して、薬剤師に調剤を依頼します。

多くの場合、薬剤師は、お薬を渡すまでは患者さまと接することは少ないので、医療事務員による患者さまとのコミュニケーションはとても大切といえます。

調剤薬局代表にインタビュー

かかりつけ薬局から
かかりつけ薬剤師へ

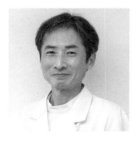

株式会社岡本薬局　代表取締役
松本弘行さん

調剤薬局に勤務する医療事務員の役割も大きく変わると考えています。

それは、平成31年4月に厚生労働省から発出された通知が大きなきっかけになっています。通知には、薬剤師の行う対人業務を充実させる観点から、従来は薬剤師のみしか行えなかった医薬品取扱業務の一部を、薬剤師の指示のもとに薬剤師以外の者でも、可能にしようという考え方が示されています。

厚生労働省では「かかりつけ薬局」を推進しています。これは、ひとりの患者さまがお薬を受け取る薬局をひとつにしようというものです。これまでは受診した病院ごとに、いろいろな薬局で薬を受け取っていたものを、ひとつにまとめようというものです。これによって、服薬状況を総合的に管理して、一元的・継続的なサポートができるようになるとしています。

みなみ店では、さらに「かかりつけ薬剤師」を目指しています。患者さまが薬剤師を指名することができるほか、医師の指示の下でご自宅を訪問して服薬指導を行っています。お薬に関する相談以外にも、管理栄養士、糖尿病療養指導士、ケアマネジャーが、患者さまからのさまざまなご相談をお受けできる体制を整えています。我が国の人口は減少していますが、高齢者人口は増加しています。病院や調剤薬局を利用する人は必然的に増えることになります。インフルエンザが流行する時期などには、みなみ店では1日に200件以上の調剤を行っています。

また、調剤薬局も地域医療の一翼を担うべく、単にお薬をお渡しするだけではなく、患者さまの健康をプロデュースする「かかりつけ薬局」としての役割が求められています。

そこで重要となるのが、医療事務員だと考えています。薬剤師よりも患者さまに身近な立場にある医療事務員が、薬剤師との橋渡しの役割を果たしてほしいと考えています。

調剤薬局勤務の特徴

医薬分業で需要の高まる調剤薬局の医療事務

「院外処方」と薬局の多店舗化

調剤薬局は、受付や会計などを行う事務職員と薬剤師によって構成されています。医療事務職員は「調剤事務」と呼ばれる「調剤報酬」分野での会計業務を担当しています。

厚生労働省の「医薬分業」の推進によって、診察後にその場で薬をもらう、従来から行われている「院内処方」から、病院でもらった処方せんを持って薬局へ行き、薬を受け取る「院外処方」へと変化しています。

また、医薬品の公定価格（薬価）が2年に一度（薬剤によっては1年に一度）引き下げられるようになりました。そこで、大手の薬局やドラッグストアでは、多店舗展開によって、この状況を乗り切ろうとしています。こうした状況から医療事務職員の需要も高まっています。

調剤薬局では「調剤報酬」の専門分野での算定業務を行うことになりますが、薬を調剤して、服薬指導を行う薬剤師との細かな連携ができることが不可欠となります。

増えるジェネリック医薬品の需要

処方せんが必要な医療用医薬品には、先発医薬品と後発医薬品（ジェネリック）の2種類があります。後発医薬品とは、先発医薬品の特許が切れた後に、同じ有効成分を用いて作られるものです。当然、薬の開発費は低く抑えられますから、価格も安くなります。

ところが、我が国では海外に比べてジェネリック医薬品の使用が遅れているのが実情です。

そこで厚生労働省では、医療費の増加を抑えるために、ジェネリック医薬品の使用を促進しています。

現在では、医療機関内で使用される医薬品はもちろんのこと、患者さまに処方される薬剤に関しても、約7割にジェネリック医薬品が用いられるようになりました。

今後も、その需要を増やし、全体の8割程度をジェネリック医薬品にしたいとして、さまざまな啓蒙活動が続けられています。これからは、さらにジェネリック医薬品が広く使われるようになるでしょう。

安全・適正に薬を服用していただくことが調剤薬局の目的

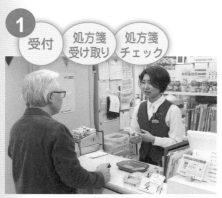

1 受付　処方箋受け取り　処方箋チェック

処方箋を受け取り、お薬手帳の有無を確認します。処方箋の保険番号などのチェックを行い調剤室に渡します。受付では、患者さまの様子にも注意を払い、気づいた点は薬剤師に伝えます。

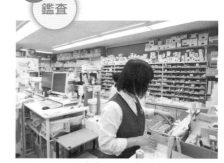

3 鑑査

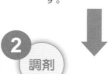

調剤室では、厳重にチェックが行われます

2 調剤

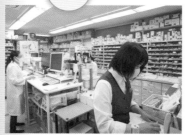

薬剤師が処方箋を確認、薬歴、服薬状況などを確認し、必要があれば処方医に照会します。

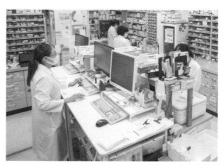

一人ひとりの処方内容や体調の変化などを記録して、調剤・服薬指導に役立てます。

4 服薬指導

安心して飲めるように、質問にもていねいに答えて、薬の成分や飲み方の説明を薬剤師が行います。

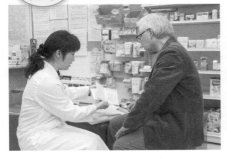

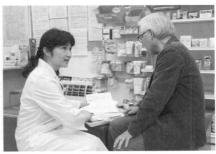

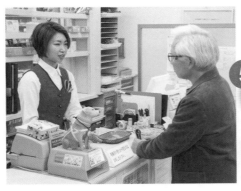

5 会計

患者さまが気持ちよく帰れるように細かな心配りが大切です。

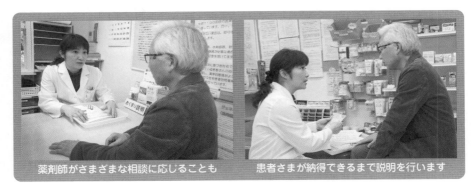

薬剤師がさまざまな相談に応じることも

患者さまが納得できるまで説明を行います

レセプト点検で会社を設立

**大切な情報を預かる。締め切りがある。
責任感がないとできない仕事**

きっかけは
歯科医院の事務員から

創業者であり代表取締役である齊藤貴子さんが、株式会社TMPを設立したのは2006年のことですが、齊藤さんは、法人登記前から、個人事業主として自宅で歯科医院を対象としてレセプト点検の請負業務を行っていました。

歯科医院は個人で運営している場合が多く、レセプト点検の負担はそうした家族経営の歯科医院に特に重くなりがちです。

電子化される前の紙レセプトによる作業は、手作業で行うだけに効率化が難しく、多くの歯科医院にとって大きな負担となっていました。

そうしたなかで、レセプト業務だけでなく、歯科医院の経営上の問題や、ときにはプライベートな問題まで、さまざまな相談を受けるうちに、その対応ぶりが評判となり、口コミで顧客が

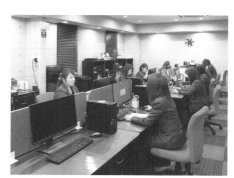
落ち着いた雰囲気のオフィス

PROFILE
勤務先プロフィール

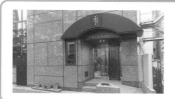

株式会社 TMP

〒260-0013　千葉県千葉市中央区中央4-13-12
　　　　　　TMP Building　TEL043-306-9517
●**事業内容**…レセプト代行業務、医療コンサルティング、
　　　　　　歯科技工所
●**従業員**…60名

広がるうちに歯科医院運営のコンサルタント業務にも関わるようになりました。

本社ビルに業務を集約
効率化でサービスアップを図る

現在では、レセプト代行業務だけでなく、歯科医院の開業支援や経営相談などのコンサルタント業務、歯科技工所、歯科医院の経営など、幅広く事業を拡大しています。そして、2018年11月には千葉県庁にほど近い5階建ての本社ビルに移転、業務を集中することで、さらなる効率アップを図っています。

株式会社TMPでは、関東一円の歯科医院を対象にレセプト代行業務を行っていますが、本社勤務のスタッフ以外にも各地に在住するスタッフが近くの歯科医院を担当しており、きめ細かなサービスを提供できる仕組みとなっています。

本社では、各地のスタッフと緊密に

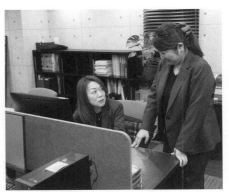

疑問点はその場で解決

連絡を取りあって顧客からの要望に速やかに応えられるようにしており、齊藤さんも、定期的に各地をまわって顧客の要望を聞き取り、業務の品質向上を図っています。

電子化が進んだことで、今では契約した医院とオンラインでレセプト業務を行うこともできるようになりましたが、点検や保守以外にも、直接、顧客と接することで新たな仕事の依頼だけでなく、近隣の医院の情報など、得られるものも多く、レセプト業務が一段落すると、本社スタッフも手分けして各地に赴くことになります。

歯科医院でのレセプト業務の電子化は2011年4月から始まりましたが、現在では一部の猶予対象の歯科医院を除いて完全電子化が義務化されています。しかし、電子化といっても、歯科以外の病院や調剤薬局ではオンラインによる診療報酬請求までを行う完全電子化がほぼ達成されていますが、歯科

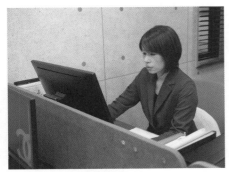

レセプトチェックには集中力が

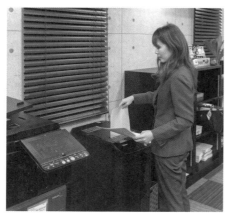
厳格な情報セキュリティが

医院ではレセプトそのものは電子化されていても、診療報酬請求はオンラインではなく電子媒体を用いている例もまだ多くみられます。

　歯科医院の完全電子化は、その過程にあることから、株式会社TMPの業務もレセプト代行業務だけでなく、レセコン導入に始まり、レセコン操作、トラブル対応と歯科医院の電子化に関わる業務は広がっているといえます。

歯科医院をトータルで支援　歯科技工所もオープン

　齊藤さんがレセプト点検の仕事を始めたときから念願だったのは、自ら歯科医院を運営することです。仕事でさまざまな歯科医院に関わるうちに、「自分でも運営したい」という思いが次第に強くなっていったそうです。

　そして、2017年1月に歯科医院を開業しましたが、開業後、思いがけない

効果が表れたそうです。顧客である歯科医院からの要望に、これまでには実現できなかったような高いレベルで応えることができるようになったことです。

　また、2017年末に歯科技工所をオープンさせたことも、歯科医院を総合的に支援する会社の将来を見据えてのことといいます。

　一般の歯科医院では患者さまから治療対象の歯の型取りをして、この型を歯科技工所に送り、歯科技工士がこの型から技工物を作り、歯科医院に送ってもらっているのが実情です。

　株式会社TMPのスタッフが歯科医院と直接やり取りをすることで、より患者さま本人と歯科医院の要望に応えられる技工物を提供することができるようになりました。

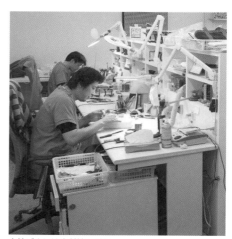
本社ビルには歯科技工所も

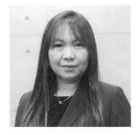

INTERVIEW

個人で会社を設立した先輩にインタビュー

責任ある仕事、そこがやりがい

株式会社TMP代表取締役
齊藤貴子さん

医療事務の仕事を知ったきっかけは、子どもが2歳のときのことです。住まいの近くの歯科医院の求人に応募したのが始まりです。そこで、医療事務という仕事があり、自分の努力次第でレベルアップも可能だと知りました。

そのうち、レセプト点検の仕事を始めるようになりましたが、専門的な知識はゼロから出発したので、うちに帰って子どもを寝かせてから、遅くまで勉強をする毎日でした。

そのうち、お得意さまである医院を訪問するうちに、「将来は、自分でも医院を開業したい」という漠然とした夢を持つようになっていました。

電子化の流れの中で歯科医院はレセコンの導入が遅れがちでした。それだけに、そのサポート業務の需要は多く、当社も歯科医院さまを対象として、レセプト点検だけでなく、医院運営全般にわたる支援業務を行っています。

当社の歯科運営業務のスタッフは女性を中心にしています。これは、私自身が医療事務を始めたきっかけである、「子どもを育てながら、努力次第でキャリアップも可能」というこの職種に適した人材は女性だと確信しているからです。病院で受付や事務をしていたという経験もっているスタッフも多くいます。

医療事務は、けっして簡単で楽な仕事というわけではありませんが、職場環境からできる限りのサポートをしたいと考えて、この本社内にシャワールームを新設しました。また、個々の状況に応じて随時、分担を見直すなど、メリハリを利かせて楽しく仕事ができるように、配慮をしています。

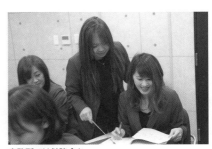

事務所では勉強会も

介護事務は
これからの有望職種

高齢化社会で需要が急増

増える介護関連施設

　2000年に介護保険法が施行されてから介護関連施設はその種類も数も増え続けています。

　介護事業では、利用者のお宅を訪問してサービスを行うほか、主に日帰りで施設を利用してもらう「居宅サービス」と、家庭での介護が難しい利用者が長期的に入所する「施設サービス」が行われています。

さまざまな介護保健施設

　「居宅サービス」では、利用者の身の回りの世話が中心となり、着替えや入浴を手伝ったり、食事の支度などを介護福祉士や介護職員初任者研修終了者（旧称ホームヘルパー）が行っています。また、看護師による療養の世話や、理学療法士によるリハビリなども行われています。

　これらは利用者宅へ出向いて行われ

る場合と、施設へ来てもらって行う場合があります。

　一方の「施設サービス」とは、常時介護を必要とする利用者が入所する「介護老人福祉施設」、リハビリや処置などの簡単な医療が必要な利用者が入所する「介護老人保健施設」、密度の濃い治療は必要としないが、医療機関での長期療養を必要とする利用者が入院する「介護医療院」などがあります。

　「居宅サービス」と「施設サービス」の介護の現場で働くのは、ほとんどが専門職の職員です。

　例えば介護福祉士、介護職員初任者、ケアマネージャー、看護師、理学療法

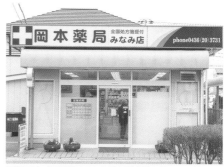

最近では、調剤薬局でも介護支援事業を行っている

士など、肩書はさまざまです。それに比べると事務職の数は多いとはいえません。

介護職員初任者資格の取得を！

介護保険事業が始まって、24年目を迎えますが、施設の種類や数が年々増加し、事務職の必要数も増えています。

医療保険と同じように、介護には独自の「介護報酬」があり、「介護レセプト」があります。

この「介護報酬」には独特の算定方法があるので、これまで医療機関に勤めていた人が転職したからといっても、簡単にできるものではありません。

逆にいえば、これから勉強をスタートする人でも、新しい施設も増えていることから、就職活動でもハンデは少ないといえるのではないでしょうか。

また、「介護老人保健施設」や「介護医療院」の場合には、介護と医療の両方の知識が必要とされるので、こうした勉強が苦にならない人には特におすすめといえます。

そのほかでは、介護職員初任者も取得しやすい資格のひとつです。介護職として、さまざまな働き方で活躍できます。今のところ、規定の講習を受け、数日間の現場実習を修了すれば資格が得られるというのも魅力です。

この資格も、いずれは国家試験になるともいわれていますので、興味のある人は今のうちに取得しておいたほうがいいでしょう。

介護保険事務は人材が不足

いずれにしても、介護の現場は常に人材不足のところが多いようです。この国の高齢化はまだまだ続き、介護が必要な人は年々増加しています。関連施設も、どんどん増え続けています。

そんな中で、未経験者でも比較的受け入れられやすく、事務職でも専門性が必要とされる「介護」というフィールドは、働く側から見ても魅力的な、これからの職業として非常に有望といえるのではないでしょうか。

「○○さま」と「○○さん」

医療機関の窓口でも、最近は患者さまをお呼びするときに「○○さま」というところが多くなっています。なかには個人情報保護の観点から、番号でお呼びするところもありますが、この呼び方には賛否両論があるようです。いつも「○○さん」と呼ばれていたのに、急に「○○さま」と呼ばれると、患者さまもびっくりするようです。特に地域密着の診療所などでは、急によそよそしくなったといわれることもあり、元に戻したところもあります。

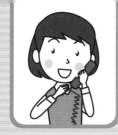

医療事務は
これからどうなる？

医療事務の仕事も IT 化と無縁ではありません。
医療現場の変化でさらに活躍の場が広がりそうです。

一生使える技能、マイペースでキャリアアップ！

　医療事務の職業は、「安定していて、将来性がある」職業として人気があります。

　その理由のひとつとしてあげられるのが、一度スキルを修得してしまえば、全国どこの医療機関でも、一生役立つ技能だということです。

　「診療報酬」の内容は全国の医療機関で一律化されています。これは、結婚・出産・育児・夫の転勤などで、長期間職場を離れたり住まいが変わったりしやすい女性にとって、好都合です。

　しばらく職場から離れていても、異なる職場に勤めることになっても、業務内容が一律化されている医療事務なら、それまでに積み重ねてきたキャリアを評価してもらいやすいからです。

　また、正社員・派遣社員・パートと、生活の変化に合わせた勤務形態で働きつづけることができるのも、人気のひとつといえます。

　医療事務は無資格でも働くことができますが、医療事務の業務に関わる検定試験がたくさんあります。

　検定試験は、スペシャリストとしてキャリアアップを目指す人にとって目標になりますし、就職や転職にも大変有利となります。

　年齢に関係なく就業しやすい安定感と、働きながらでも資格をとってキャリアアップができる将来性が、一般の事務職にはない魅力なのです。

治療コストに関する概念は変わった

　しかし、これからの医療事務は、単に診療費の算定をするだけではなく、これまで以上に医学に関する知識や、治療コストに関する概念を必要とするようになるでしょう。

　世界有数の少子高齢化社会となったわが国では、医療費の財源をいかに確保し、またこれから医療費をどのように縮小していくかがポイントになってきます。

　そのため、まず2000年に、急性期の入院医療を対象に、DPCというシス

テムが導入されました。これは、一日ごとの診療報酬が定額となっていて、患者さまの傷病と行った診療内容によって単価が決まるというものです。

診療情報管理士は 病院に不可欠の人材

この点数は、傷病名の「コーディング」によって決まります。ICD-10（国際疾病分類）に基づくものですが、カルテの内容から読み解いて、コードを決定しなければなりません。この業務を行っているのが、診療情報管理士と呼ばれる方々です。

診療情報管理士は、以前はカルテ室の中で、疾病ごとのカルテデータの分類などを主とした業務を行っていましたが、DPCがスタートしてからは、

医事課の入院係に勤務する人も増えてきました。医療事務の知識だけでなく、コーディングもわからなければ、入院医療費の請求ができなくなったからです。（医療事務などの資格については、本書135ページ以降を参照）

医療事務職員にも 経営感覚が必要に

また、DPCは定額ですから、その時にどんなにたくさん検査を行っても、どんなに高額な薬を使用しても、収入は変わりません。ですので、これはその病院全体で進めていくことですが、これからは、治療に使用している薬剤や材料、行った検査の量などを見ながら、収入と支出のバランスを医療事務職員が確認し、ドクターや経営者

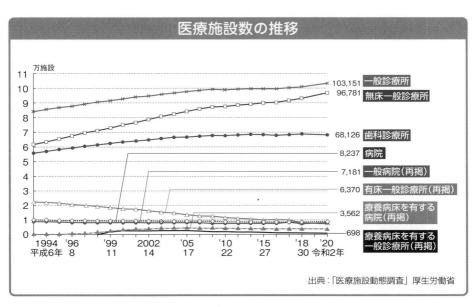

医療施設数の推移

一般診療所 103,151
無床一般診療所 96,781
歯科診療所 68,126
病院 8,237
一般病院（再掲）7,181
有床一般診療所（再掲）6,370
療養病床を有する病院（再掲）3,562
療養病床を有する一般診療所（再掲）698

1994 '96 '99 2002 '05 '10 '15 '18 '20
平成6年 8 11 14 17 22 27 30 令和2年

出典：「医療施設動態調査」厚生労働省

サイドに進言する役割も担うようになっていくものと考えられます。

このように、これからは医療事務職員であっても常に経営感覚を磨かなければならない時代が来ると考えられます。

医療事務における基本スキルの必要度

基本スキル代表12項目	%
課題設定	42
課題分析	45
企画・発想	29
達成行動	63
他者・組織理解	84
影響・統率	42
信頼構築	84
組織貢献	65
自己信頼（自信）	61
継続学習	84
自己管理	76
チャレンジ精神	45

出典：日本商工会議所「有望100職種ハンドブック」より

大切なことは 今も昔も変わらない!?

日本商工会議所の「人材ニーズ調査」の中で、医療事務職員を求人している法人が求める基本スキルとして「他者・組織理解（84%）」、「信頼構築（84%）」、「継続学習（84%）」などが重視されています（上表参照）。

つまり、求められるのは、組織の中で高い信頼関係を築き、常に研鑽を怠らない人ということになります。

医療事務職員が働く実際の現場は、病気に悩む患者さまや医療の専門家である医師など、さまざまなタイプの人が集まる場所です。診察を少しでも気持ちよく、スムーズに進められるように細やかな気配りができることは、医療事務に携わる人にとって欠かせない能力であるといえます。

医療事務職員にとって、まず大切なものは「ココロ」。その次にスキル。という気持ちを大切に取り組みましょう。

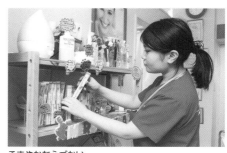
こまやかな心づかい

PART 2

これが
医療事務の資格

医療事務の資格は
こんなにあります。
資格試験の問題も紹介します。

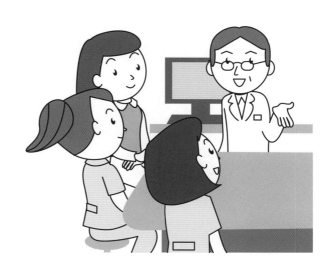

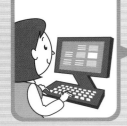

資格取得で
スキルアップ

資格取得で鬼に金棒?!
これからの人も、すでに活躍中のあなたも……

医療事務の資格って？

医師や看護師の資格は国家資格ですが、医療事務の資格は国家資格ではありません。そのため、医療事務の仕事を始めるにあたって、必ずしも医療事務の資格がなければならないというものではありません。

それでも、採用試験や面接では、資格をもっていることは有利にはたらくことが多いといえます。

実際、医療事務の仕事を始めたときには資格をもっていなくても、仕事についてから通信教育を始めたり、休日や夜間に専門学校に通うなど、資格取得を目指している人も多くみられます。

それは、やはり資格をもっている人には、それなりの評価がなされているからです。

また、資格を取得することで、体系的なしっかりとした知識が身につき、仕事にも自信がつくということもあります。

医療関係の資格（例）

国家資格	民間資格
医師	医療事務関連資格
薬剤師	歯科助手
歯科医師	認定心理士
歯科衛生士	細胞検査士
看護師	AED管理士
介護福祉士	

資格には医科・歯科・調剤・介護などがある

　医療事務の資格は30種類以上、代表的なものだけでも10種類近くあります。これらの資格は、医科・歯科・調剤・介護に大きく分けられますが、そのほかにも医療秘書やレセコン、診療情報管理士などがあります。

　これは、医療事務の仕事が、レセプト業務はもちろん、受付などの窓口業務から医療秘書や入力業務まで、とても幅広い業務が含まれているのに加え、事務の電子化や規模の大きな病院では分業制などによって業務がさらに細分化され、専門分野に特化する傾向があるからです。

　また、医療事務職員として働く場所にも、病院、診療所、歯科医院、調剤薬局、介護施設など医療機関のほかに、医療事務職員の派遣会社や、最近では、レセコンのインストラクターといった、より専門的な仕事が増えていることもあります。

目指す仕事場に合わせた資格を

　このように、医療事務の資格はバリエーションが豊富です。例えば、歯科医院には歯科の医療事務に関する資格があり、目標とする仕事場によってどの資格がふさわしいかも変わってきます。それぞれの資格の性質や特徴をしっかり調べて、あなたの目的に最適な資格に挑戦してみてください。

　とりあえずまだ絞り込めないということであれば、働く場所の多い医科の資格にしておくのもひとつの方法かもしれません。

　また、それぞれの資格の中でも受験者数が多いなど、より広く知られているものに挑戦するといいでしょう。

　いずれにせよ、まずは、医療事務の業務を全体的に網羅するような標準的・基礎的なタイプの資格を取得して、その後、ステップアップに役立つような、特定分野に特化された資格取得を目指すのがおすすめといえます。

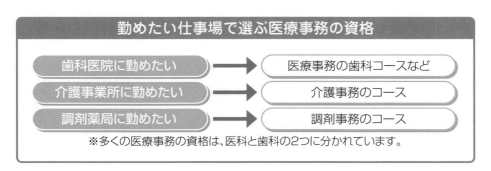

勤めたい仕事場で選ぶ医療事務の資格

歯科医院に勤めたい	→	医療事務の歯科コースなど
介護事業所に勤めたい	→	介護事務のコース
調剤薬局に勤めたい	→	調剤事務のコース

※多くの医療事務の資格は、医科と歯科の2つに分かれています。

受験資格に要注意

　医療事務の資格の中には、厚生労働省が認可した財団法人が主宰している資格もありますが、それ以外の資格のほとんどは、民間企業、医療事務関連の教育機関などが、独自に試験を実施・運営して、認定しているものです。

　医療事務関連の資格の多くは、受験に際して年齢や学歴の制限はありませんが、主宰団体の指定する講座を修了しなければ受験資格を得られなかったり、実務経験が必要とされたりするものがあります。

　また、指定された資格を取得しなければ、上の級の受験ができないというものもあります。

医療事務以外の資格も役に立つ

　医療事務の仕事は幅広く、レセプト業務のような、専門的な業務もあれば、一般事務と共通の業務もあります。

　例えば、受付では、会計業務もあれば、カルテなどの書類の整理や保管、パソコンの操作といった一般事務に共通する業務が多く含まれています。

　むしろ、職場によっては、医療事務職といっても医療事務の業務よりも一般事務の業務のほうが多いという場合もあります。さらに管理職ともなれば

なおさら、医療事務に関する専門的な知識とともに、総務、人事、経理といった知識も要求されてきます。

　さらなるステップアップのためには、医療事務以外の資格を通して、自らのスキルアップに取り組んでいくことが望ましいといえます。

資格を取得してからが大切

　資格を取得することが最終的な目的ではありません。

　「医療事務の仕事の中で、自分に足りないことは何か」を明確にして、そのために「目指す資格をどう生かすのか」を考えましょう。「医療事務の資格をいくつもっている」ということよりも、その資格が普段の仕事でどう生かされているかが大切なのです。

　また、とくに診療報酬に関する知識は、通常2年に一度見直が行われ、日々新しくなっています。常に勉強を怠らない姿勢がなによりも大切です。

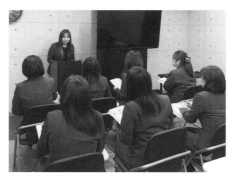

常に勉強は欠かせない

医療事務講座のカリキュラムの例（医科）

●**形　態**
通学

●**学習期間（標準）**
3カ月

●**授業時間**
3時間×18回

●**学　費**
4万円〜
10万円程度

●**その他**
欠席者はビデオ
で後日授業が受
けられる。

- ガイダンス、医療機関、医療保険制度
- 初診料・再診料
- 投　薬
- 注射料
- 医学管理など
- 在宅医療
- 検　査
- 画像診断
- 処　置
- 手術、麻酔
- 入院料等、食事療養費
- リハビリテーション
- 精神科専門療法、放射線治療
- 介護保険と医療保険の調整
- 公費負担医療制度と後期高齢者医療制度
- 修了試験
- 資格試験対策

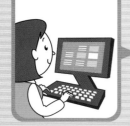

こんな資格を取ってみよう

取って損なし！
自信とキャリアアップに役立つ資格とは

医療事務ならまずこの資格

「診療報酬請求事務能力認定試験」は、認知度が高く、また、医療機関から最も高い評価を得ている認定試験です。主宰団体である公益財団法人日本医療保険事務協会が平成6年から実施しています。

試験では診療報酬請求事務（レセプト業務）についての能力が問われます。実技試験と学科試験があり、合格者には協会から認定証が交付されます。

最多受験者数の資格

「医療事務技能審査試験」は、一般財団法人日本医療教育財団が昭和49年から実施している歴史のある試験で、合格者には「メディカルクラーク®」の称号が付与されます。

医科と歯科それぞれがありますが、レセプト業務だけでなく、医療機関の事務業務全般の知識や技能を審査するものです。

医療事務関連の資格では最多の受験者数があり、全般の能力を客観的に評価できるとして認知度も高く、医療機関からも高い評価を得ています。

医療秘書資格が学生に人気

「医療秘書技能検定試験」は、医療秘書や医療事務に携わる人のための試験です。医療秘書は、医療の知識をもち、事務的な面から医師を支える役割があります。

そのため、診療報酬請求だけでなく、医療法規や医療用語、実務におけるビジネスマナーや経営に関わる能力など、幅広い知識と、なおかつ専門性が問われる試験内容となっています。

この試験は、一般社団法人医療秘書教育全国協議会が実施しており、1級・準1級・2級・3級のどれでも受験可能で、受験資格は問われません。

この試験は、もともと専門学校生の受験が主でしたが、最近では社会人の受験者も増え、人気の資格となっています。

目的に応じて取得したい資格あれこれ

| ●受験者数が多く
　知名度の高い資格なら | 診療報酬請求事務能力認定試験 | P136 |
| | 医療事務技能審査試験 | P137 |

| ●調剤事務を目指すなら | 調剤事務管理士®技能認定試験 | P154 |
| | 調剤報酬請求事務専門士検定試験 | P155 |

●介護事務を目指すなら	介護事務管理士®技能認定試験	P160
	介護保険事務管理士資格認定試験	P160
	ケア クラーク®技能認定試験	P161

●医療秘書を目指すなら	医療秘書技能検定試験	P140
	医療管理秘書士・医療秘書士	P141
	医師事務作業補助技能認定試験	P142
	認定医師秘書™試験	P143
	日本医師会医療秘書認定試験	P144

| ●診療情報に特化した
　資格なら | 診療情報管理士認定試験 | P150 |
| | 病歴記録管理士資格認定試験 | P152 |

●レセコンに特化した 　資格なら	医事コンピュータ技能検定試験	P157
	医事オペレータ技能認定試験	P158
	レセプト点検実務士能力認定試験	P158
	電子カルテ実技検定試験	P162

●看護助手・歯科助手の 　資格なら	メディカルケアワーカー®(看護助手)検定試験	P145
	デンタル・アテンダント検定試験	P149
	歯科助手技能認定	P153

| ●医療英会話の資格なら | 医療英会話技能認定 | P151 |

「医事コンピュータ技能検定試験」は、今後、医療機関でもコンピュータによるレセプト作成が標準化される流れの中で、やはり重要性の高い資格です。そうした完全コンピュータ化の流れに先立ち平成8年に生まれた試験で、コンピュータの基礎知識、医療事務及び医事コンピュータを使用したレセプト作成能力が問われます。受験資格はありません。

これから注目を集める試験

「調剤事務管理士技能認定試験」は、平成13年から実施されている比較的歴史の新しい試験であり、調剤薬局での調剤報酬請求の技能を問う試験です。

試験は実務と学科に分かれ、実技では調剤報酬明細書点検・作成もあり、合格者には「調剤事務管理士」の称号が付与されます（現在内容変更も検討）。

医薬分業の進展で調剤薬局が増えており、これから注目度が高まることが予想されます。

さまざまな資格がある

そのほかにも、日本医師会主宰で特定の養成機関の卒業が義務づけられた「日本医師会 医療秘書認定試験」、一般財団法人 日本医療教育財団主宰の「医療事務技能審査試験」「調剤報酬請求事務技能認定」、一般社団法人医療秘書教育全国協議会の「医療秘書技能検定試験」、公益財団法人日本医療保健事務協会の「診療報酬請求事務能力認定試験」、一般社団法人 日本病院会主宰で、学校や通信教育を受ける必要のある「診療情報管理士認定試験」など、実にさまざまな資格があります。

135ページからは、それぞれの特徴がひとめでわかるように、各資格を紹介しました。これを参考に、まず挑戦する資格を絞り込みましょう。

ほとんどの資格は無料で資料を送付してもらえるので、まずは資料請求をしてみましょう。

医療事務以外の資格にも挑戦

公益財団法人実務技能検定協会が実施している「秘書検定試験」は、秘書検定試験の定番といえる試験です。医療秘書が医療機関での業務を対象に行われるのに対して、この検定試験では一般企業などでの業務を想定しており、それだけに幅広く対応できる資格といえます。

1級、準1級、2級、3級までの4つの級がありますが、そのうち2級以上の資格があれば、就職にもかなり有利といえます。

簿記検定の定番といえば日本商工会

議所が実施する「日商簿記検定」です。これも1級から4級までの4つの級があり、1級の合格率は10%とかなりの難関ですが、それだけにキャリアアップにはふさわしい資格ともいえます。

福祉系の資格にも注目しよう

事務ではありませんが、福祉系の資格にも注目しておきましょう。国家資格である「介護福祉士」と「社会福祉士」は、国が認めた介護などの専門家です。世界でも類を見ないスピードで高齢化が進む日本では、介護関連の資格はこれからいっそう注目を集めることは間違いありません。

とくに、介護福祉士は、介護職員初任者実務経験3年以上で、所定の研修などを受けることにより、専門の大学などを卒業していなくても受験資格を得ることもできます。

COLUMN
診療報酬点数表を読みこなそう

医療事務関連の資格を取得するにあたって、勉強方法はさまざまありますが、必ず使う本があります。それが「診療報酬点数表」です。

これは、病院で保険証を使って「保険診療」を受けた場合の医療費の一覧表で、どの医療機関でもこれに基づいて患者さんの「診療報酬」を算定するわけです。逆にいえば、これが読めないと仕事にならない、ということになります。

この本を開いた瞬間、すぐに閉じてしまいたくなる人も多いことでしょう。なぜなら、そこに書かれている文章は、「長い」「くどい」「字が細かい」と三拍子そろっているからです。

しかし、順番に読んでいくと、実はそれほど難しいものではないことがわかります。

ここに書かれているものは、お役所で作られた「条文」なので、ある一定の法則にそって書かれています。ですから、初めのうちは何だかよくわからないかもしれませんが、繰り返し読んでいくうちに、だんだん書き方のパターンがわかってくるのです。

それさえマスターしてしまえば、怖いものはありません。資格試験も実務も、この一冊で大丈夫。

ぜひ、この本を読みこなせるようになって、医療事務のプロを目指してください。

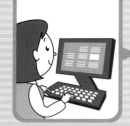

医療事務の試験では こんな問題が出る

出題範囲は、各検定ごとに違いますが、
主な4つの分野について紹介します。

◆医療事務

　試験の中心であり、すべての試験で必ず出題されるのが、医療事務＝診療報酬の算定です。

　カルテを見ながら1日分ごとの診療報酬を算定し、「レセプト」を作成するものです。外来と入院がありますが、受験する級によってどちらか一方が出題されるものと、難易度を変えて両方を出題するものがあります。

　出題形式もさまざまで、すべてを手書きで解答させるもの、穴埋めや、穴埋めで選択式のものがあります。

　また、選択式の文章問題が出題されるものもあります。

◆医療保険制度

　保険や公費の知識がないと、実際の窓口業務はできません。そこで必ず出題されるのが、この保険制度についての問題です。医療保険の給付内容、公費負担医療制度の種類と内容、介護保険や労災などの医療保険以外の保険についてなど、多岐にわたり出題されています。ほとんどの検定試験では選択式の問題が出題されています。

◆医学知識

　試験により出題されないものもあるので、受験する試験の要項で確認しておきましょう。

　医学知識は、簡単な解剖・生理からカルテ用語までさまざまですが、医療事務員として必要な知識として問われるので、難易度はそれほど高くありません。

　具体的には、臓器の名称、病名の略語、難しい漢字の傷病名、病気と検査や薬の関係、検査略語などであり、ほとんどが選択式の出題です。これらは、市販の検定問題集で十分対応できるものです。

◆医療秘書実務

　これも試験によって出題されない場合があります。

　一般的な秘書実務のほかに、医療事務員としての資質を問う問題も多く、職務範囲や守秘義務などに関することや、実際の窓口応対で患者さんと接する場面を想定したものなどがあります。記述式あるいは選択式と、試験ごとに出題形式は違っています。

診療報酬請求事務能力認定試験

くわしくは ➡ P136

　数ある医療事務の試験の中でも、医療機関では最も評価の高い試験です。

　医科に係る出題では、5者択一の学科試験問題が20問、外来と入院のレセプト作成が各1問ずつ出題されますが、これを3時間で行います。

　学科問題で出題されるのは、公費や介護を含む保険関係が3〜4題、残りはすべて診療報酬の算定に関する問題です。

　計算問題はありませんが、算定方法について、診療報酬点数表全般からまんべんなく、細かく出題され、難易度は高いといえます。

　医学知識についてはほとんど出題されていませんが、まれに1〜2問出題されることがあります。

　いずれにせよ、学科試験問題20問のうち14〜15問が点数表からの出題ですから、点数表の構成を頭に入れておき、どのあたりにどのようなことが書かれているかがわかるようになることが重要です。

　レセプト作成に関しては、まず、外来についてはごく基礎的なことがきちんとわかっていれば、特に問題はありません。入院については、分量も多く、かなり高レベルの問題が出題されています。

　届出の種類の設定なども多く、検定合格のカギはこの入院のレセプトにあるといえます。

　試験の際には、まず、外来レセプトを30分で仕上げ、次に入院レセプトに1時間半ほど時間をかけてじっくり取り組み、最後に残り1時間で学科問題に取り組みましょう。

　問題自体は、学科、外来、入院の順に並んでいますが、どこから手をつけてもかまいません。

　レセプトは手書きのため、時間がなくなれば白紙で出さなくてはならなくなります。時間配分も考えて、それだけは避けましょう。

　学科は消去法で解けば、選択肢のすべての答えを出さなくても解答できます。

　この試験は、合格率30%前後と難関の試験ですが、医療機関での評価も高い認定試験ですので、ぜひチャレンジしましょう。

　次ページから実際に出題された学科試験問題と実技試験問題（医科・歯科）の一部を紹介しておきます。

診療報酬請求事務能力認定試験（医科）

問1　次の文章のうち正しいものはどれですか。

(1)　健康保険法において、被保険者が療養の給付（保険外併用療養費に係る療養を含む。）を受けるため、病院又は診療所に移送されたときは、保険者が必要と認める場合に限り、移送費が支給される。

(2)　健康保険の任意継続被保険者は、任意継続被保険者でなくなることを希望する旨を、厚生労働省令で定めるところにより、保険者に申し出た場合において、その申出が受理された日の翌日からその資格を喪失する。

(3)　保険医療機関は、1月以上の予告期間を設けて、その指定を辞退することができる。

(4)　生活保護法による保護を受けている世帯（その保護を停止されている世帯を除く。）に属する者は、75歳以上になっても後期高齢者医療の被保険者とならない。

a　(1)，(2)　　　　b　(2)，(3)　　　　c　(1)，(3)，(4)　　　　d　(1)〜(4)のすべて
e　(4)のみ

問2　次の文章のうち正しいものはどれですか。

(1)　保険医療機関は、入院患者の症状が特に重篤である場合に限り、その入院患者に対して、患者の負担により、当該保険医療機関の従業者以外の者による看護を受けさせることができる。

(2)　患者の自己利用目的によるレントゲンのコピー代は、セカンド・オピニオンの利用目的の場合であっても、患者から当該費用を徴収することができる。

(3)　注射薬は、保険医療機関及び保険医療養担当規則において、厚生労働大臣の定める注射薬に限り患者に投与することができることとされており、その投与量は、症状の経過に応じたものでなければならず、厚生労働大臣が定めるものについては、その投与量は、1回14日分が限度と定められている。

(4)　入院期間の考え方について、介護保険適用病床に入院している患者が、急性増悪等により一般病棟での医療が必要となり、同病棟に転棟した場合は、転棟後30日までの間は、新規入院患者と同様に取り扱う。

a　(1)，(2)　　　　b　(2)，(3)　　　　c　(1)，(3)，(4)　　　　d　(1)〜(4)のすべて
e　(4)のみ

学科試験問題（例）

問3　次の文章のうち正しいものはどれですか。

(1)　診療所に病床を設けようとするとき、又は診療所の病床数、病床の種別その他厚生労働省令で定める事項を変更しようとするときは、厚生労働省令で定める場合を除き、厚生労働大臣の許可を受けなければならない。

(2)　介護保険における第2号被保険者とは、市町村又は特別区の区域内に住所を有する40歳以上65歳未満の医療保険加入者のことである。

(3)　介護保険においては、被保険者の要介護状態に関する保険給付を「介護給付」、被保険者の要支援状態に関する保険給付を「予防給付」という。

(4)　病院、診療所又は助産所の開設者が、その病院、診療所又は助産所を休止したときは、20日以内に、都道府県知事に届け出なければならない。

a　(1), (2)　　　b　(2), (3)　　　c　(1), (3), (4)　　　d　(1)～(4)のすべて
e　(4)のみ

問4　次の文章のうち正しいものはどれですか。

(1)　保険外併用療養費の支給対象となる先進医療の実施に当たっては、先進医療ごとに、保険医療機関が別に厚生労働大臣が定める施設基準に適合していることを地方厚生（支）局長に届け出なければならない。

(2)　入院時食事療養（Ⅰ）又は入院時生活療養（Ⅰ）の届出を行っている保険医療機関においては、医師、管理栄養士又は栄養士による検食が毎食行われ、その所見が検食簿に記入されていなければならない。

(3)　特定保険医療材料である緊急時ブラッドアクセス用留置カテーテルは、2週間に1本を限度として算定できる。

(4)　特定保険医療材料である血管内手術用カテーテルについて、経皮的脳血管形成術用カテーテルは、頭蓋内血管の経皮的形成術に使用した場合には算定できない。

a　(1), (2)　　　b　(2), (3)　　　c　(1), (3), (4)　　　d　(1)～(4)のすべて
e　(4)のみ

問1 次の条件で診療録から診療報酬明細書を作成しなさい。（令和5年10月診療分）

1　施設の概要等

○　DPC対象外の一般病院、一般病床のみ110床

○　標榜診療科：内科、外科、整形外科、脳神経外科、眼科、耳鼻咽喉科、麻酔科、
　　　　　　　　放射線科、リハビリテーション科

○　届出等の状況

（届出ている施設基準等）
　・急性期一般入院料6
　・診療録管理体制加算2
　・薬剤管理指導料
　・検体検査管理加算（Ⅱ）
　・画像診断管理加算2
　・CT撮影（16列以上64列未満のマルチスライス型の機器）
　・MRI撮影（1.5テスラ以上3テスラ未満の機器）
　・麻酔管理料（Ⅰ）
　・病理診断管理加算2

（届出は要さないが施設基準等を満たしている状況）
　・医療情報・システム基盤整備体制充実加算（令和5年12月31日までの特例措置）
　・一般名処方加算（令和5年12月31日までの特例措置）

○　所在地
　　東京都文京区（1級地）

2　診療時間

　　　・月曜日～金曜日　　　　9時00分～17時00分
　　　・土曜日　　　　　　　　9時00分～12時00分
　　　・日曜日、祝日　　　　　休診

3　その他

○　オンライン資格確認を導入している。

○　オンライン請求を行っている。

○　医師、薬剤師等職員の状況
　　医師数、薬剤師数及び看護職員（看護師及び准看護師）数は、医療法標準を満たし
　ており、常勤の薬剤師、管理栄養士及び理学療法士も配置している。

実技試験問題（例）

問　1　用

診　療　録

公費負担者番号							保険者番号	3	2	1	3	1	9	2	2

| 公費負担医療の受給者番号 | | | | | | | 被保険者手帳 記号・番号 | 3177・663（枝番）02 |

受診者	氏　名	秋　葉　多恵子				被保険者氏名	秋　葉　良　彦
	生年月日	明大昭平令 35年　5月　11日生	男・女		資格取得	昭和平成令和 22年　4月　1日
	住　所	（省略） 電話××××局××××番		事業所（船舶所有者）	所在地	（省略）電話××××局××××番
					名　称	（省略）
	職　業	無職	被保険者との続柄	母	保険者	所在地	（省略）電話××××局××××番
						名　称	○○○共済組合

傷　病　名	職務	開　始	終　了	転　帰	期間満了予定日
2型糖尿病（主）	上・外	令和　3年　8月　9日	年　月　日	治ゆ・死亡・中止	年　月　日
頭部挫創（主）	上・外	令和　5年　10月　24日	令和　5年　10月　30日	治ゆ・死亡・中止	年　月　日
左前腕部挫傷（主）	上・外	令和　5年　10月　24日	令和　5年　10月　30日	治ゆ・死亡・中止	年　月　日
	上・外	年　月　日	年　月　日	治ゆ・死亡・中止	年　月　日
	上・外	年　月　日	年　月　日	治ゆ・死亡・中止	年　月　日
	上・外	年　月　日	年　月　日	治ゆ・死亡・中止	年　月　日
	上・外	年　月　日	年　月　日	治ゆ・死亡・中止	年　月　日

傷　病　名	労　務　不　能　に　関　す　る　意　見		入　院　期　間
	意見書に記入した労務不能期間	意　見　書　交　付	
	自　月　日至　月　日　日間	年　月　日	自　月　日至　月　日　日間
	自　月　日至　月　日　日間	年　月　日	自　月　日至　月　日　日間
	自　月　日至　月　日　日間	年　月　日	自　月　日至　月　日　日間

業務災害、複数業務要因災害又は通勤災害の疑いがある場合は、その旨	

備考		公費負担番号							
		公費負担医療の受給者番号							

（注）この診療録は、試験問題用に作成したものである。

既往症・原因・主要症状・経過等	処方・手術・処置等
（2型糖尿病で通院治療継続中であり、マイナンバーカードを保険証として利用し、診療情報の取得に同意した患者。）	（診療内容を一部省略している。）
10／24（火）　[内科]　（AM10：00） ・月1回の当科予約受診 ・BP135/88mmHg、P62/分 ・空腹時血糖95mg/dL、HbA1c（NGSP値）5.8% ・血糖コントロールは良好。 ・本人に検査結果を説明し、文書を交付。 ・治療計画に基づき、服薬、運動療法等療養上の指導を行う（管理内容の要点は、記載省略。）。 ・次回は11／21（火）来院予定。 　　　　　　　　　　　（内科　元木）	10／24 ・B-V ・末梢血液一般検査、HbA1c ・生化学：Na, Cl, K, AST, ALT, LD, T-Bil, LDL-cho, HDL-cho, TP, Alb（BCP改良法）, BUN, クレアチニン, Glu, Amy ・Rp）院外 　デベルザ錠 20mg 1T 　　　　　　（分1毎朝食後）×28日分
[整形外科]　（PM6：10） ・自転車で外出中、子供が道路に飛び出し、避けようとして転倒し、左側頭部を強打、左前腕部で体を庇い路面に打ち付け、頭部及び前腕部の疼痛を訴え、本日、当院緊急受診。 ・左側頭部の挫創長径3cm ・意識清明、瞳孔反射正常、神経学的所見異常なし。 ・頭部及び前腕部X-P、並びに頭部CTを施行（撮影開始PM6：20）。 ・頭部及び前腕部X-Pの結果、頭蓋内病変及び骨の損傷は見られないが、放射線科専門医の診断結果を伝えるため、明日の受診を指示。 ・左側頭部挫創に対して清拭し、汚染創をブラッシングのうえ表皮縫合。 ・左前腕部挫傷に対して清拭し、創傷処置。 　　　　　　　　　　（整形外科　田中）	・頭部単純X-P 2方向（デジタル、電子画像管理、時間外緊急院内画像診断実施） ・左前腕部単純X-P 2方向（デジタル、電子画像管理、時間外緊急院内画像診断実施） ・頭部CT（16列以上64列未満のマルチスライス型、電子画像管理、時間外緊急院内画像診断実施） ・頭部創傷処理（筋肉、臓器に達しないもの）（長径3cm）表皮4針縫合 　デブリードマン（局麻下） 　リドカイン塩酸塩注 1%「日新」10mL 1A 　大塚生食注 50mL 1V 　ポビドンヨード外用液 10% 20mL ・左前腕部創傷処置（100cm² 未満） ・Rp）院内（処方薬剤名称等情報提供、手帳記載。） 　ケフラールカプセル 250mg 3C 　ビオフェルミンR錠 3T 　　　　　　（分3 毎食後×5日）
10／25（水）　[整形外科] ・左側頭部は止血。 ・所見（放射線科医レポート）：頭部X-P及びCT上、特に異常なし（報告文書の写し添付省略）。 　　　　　　　　　　（整形外科　田中）	10／25 ・左前腕部創傷処置（100cm² 未満） 　ポビドンヨード外用液 10% 10mL
10／30（月）　[整形外科] ・左側頭部及び左前腕部の疼痛は消失。 ・頭部挫創縫合部は良好にて、本日抜糸。 ・頭部挫創及び左前腕部挫傷は治癒。 　　　　　　　　　　（整形外科　田中）	10／30

診療報酬請求事務能力認定試験（医科） 実技試験問題（例）

問2 次の条件で診療録から診療報酬明細書を作成しなさい。（令和5年10月診療分）

1　施設の概要等

○　DPC対象外の一般病院・救急指定病院、一般病床のみ350床

○　標榜診療科：内科、小児科、外科、整形外科、産婦人科、眼科、耳鼻咽喉科、
　　　　　　　　泌尿器科、消化器外科、麻酔科、放射線科、病理診断科

○　届出等の状況

　（届出ている施設基準等）
　　・急性期一般入院料4
　　・診療録管理体制加算1
　　・医師事務作業補助体制加算1（30対1）
　　・急性期看護補助体制加算（25対1）（看護補助者5割以上）
　　・療養環境加算
　　・医療安全対策加算1
　　・感染対策向上加算1
　　・データ提出加算2
　　・入院時食事療養（Ⅰ）
　　　食堂加算
　　・薬剤管理指導料
　　・検体検査管理加算（Ⅱ）
　　・画像診断管理加算2
　　・CT撮影（64列以上のマルチスライス型の機器、その他の場合）
　　・MRI撮影（3テスラ以上の機器、その他の場合）
　　・麻酔管理料（Ⅰ）
　　・病理診断管理加算1

　（届出は要さないが施設基準等を満たしている状況）
　　・臨床研修病院入院診療加算（協力型）
　　・手術の「通則5」及び「通則6」に該当する手術

○　所在地
　　東京都文京区（1級地）

2　診療時間

　　　・月曜日～金曜日　　　　9時00分～17時00分
　　　・土曜日　　　　　　　　9時00分～12時00分
　　　・日曜日、祝日　　　　　休診

3　その他

○　オンライン資格確認を導入している。

○　オンライン請求を行っている。

○　医師、薬剤師等職員の状況
　　医師数、薬剤師数及び看護職員（看護師及び准看護師）数は、医療法標準を満たし
　ており、常勤の薬剤師、管理栄養士及び理学療法士も配置している。

診療報酬請求事務能力認定試験（歯科）

問1　次の文章のうち正しいものはどれですか。

(1) 健康保険法における被保険者とは、適用事業所に使用される者及び任意継続被保険者をいう。

(2) 乳歯（後継永久歯が先天性に欠如している乳歯を除く。）に対する歯冠修復は、クラウン・ブリッジ維持管理料の対象にはならない。

(3) かかりつけ歯科医機能強化型歯科診療所において、歯周病安定期治療を開始した場合は、かかりつけ歯科医機能強化型歯科診療所加算として100点を所定点数に加算できる。

(4) 歯科疾患管理料について、「注8」に規定するう蝕多発傾向者とは、18歳未満のう蝕に罹患している患者であって、う蝕多発傾向にあり、う蝕に対する歯冠修復終了後もう蝕活動性が高く、継続的な指導管理が必要なものをいう。

a　(1)、(2)　　　　b　(2)、(3)　　　　c　(1)、(3)、(4)　　　　d　(1)〜(4)のすべて
e　(4)のみ

問2　次の文章のうち正しいものはどれですか。

(1) 歯科訪問診療料について、在宅等において療養を行っている患者であって、通院が困難なものに対して歯科訪問診療を行った場合は、初診料又は再診料は算定できない。

(2) 後期高齢者医療広域連合の区域内に住所を有する者が75歳に達したときは、後期高齢者医療制度の被保険者の資格を取得する。

(3) 咬合圧検査の算定に必要な施設基準は、「咬合圧検査を行うにつき十分な体制が整備されていること」及び「当該検査を行うにつき十分な機器を有していること」である。

(4) 仮床試適は、仮床試適を行った際に製作物ごとに算定できる。

a　(1)、(2)　　　　b　(2)、(3)　　　　c　(1)、(3)、(4)　　　　d　(1)〜(4)のすべて
e　(4)のみ

学科試験問題（例）

問3　次の文章のうち正しいものはどれですか。

(1)　初診料の時間外加算は、保険医療機関の都合により時間外に診療が開始された場合であっても算定できる。

(2)　歯科衛生実地指導料を算定した保険医療機関は、毎年7月1日現在で名称、常勤非常勤ごとの歯科衛生士数等を地方厚生（支）局長に報告しなければならない。

(3)　保険医療機関は、その病院又は診療所の見やすい箇所に、保険医療機関である旨を標示しなければならない。

(4)　6歳未満の乳幼児でかつ著しく歯科診療が困難な患者に麻酔を行った場合は、全身麻酔の場合を除き、乳幼児加算としての100分の50加算及び著しく歯科診療が困難な者である場合の100分の50加算をそれぞれ所定点数に加算できる。

a　(1), (2)　　　　b　(2), (3)　　　　c　(1), (3), (4)　　　　d　(1)〜(4)のすべて
e　(4)のみ

問4　次の文章のうち正しいものはどれですか。

(1)　リテイナーの製作に当たり使用した保険医療材料料はリテイナーの所定点数に含まれ、別に算定できないが、人工歯を使用した場合の人工歯料は別に算定できる。

(2)　画像診断におけるフィルム料について、6歳未満の乳幼児に対して撮影を行う場合は、損耗量を考慮して材料価格に1.2を乗じて算定する。

(3)　歯科訪問診療料に係る診療時間には、診療前の準備、診療後の片付けに要した時間は含まれないが、併せて実施した訪問歯科衛生指導料の算定の対象となる指導の時間は含まれる。

(4)　診療報酬明細書の記載について、抜髄を行った場合は「抜髄」の項に点数及び回数を記載するが、歯髄温存療法を行った日から起算して3月以内に抜髄を行った場合は、「処置・手術」欄の「その他」欄に点数及び回数を記載する。

a　(1), (2)　　　　b　(2), (3)　　　　c　(1), (3), (4)　　　　d　(1)〜(4)のすべて
e　(4)のみ

診療報酬請求事務能力認定試験（歯科）

問1〜問3　次の条件で診療録から診療報酬明細書を作成しなさい。

（令和5年10月診療分）

1　施設の概要等

○　歯科を標榜する無床診療所

○　届出等の状況

（届出ている施設基準等）

・初診料の注1

・クラウン・ブリッジ維持管理料

（届出は要さないが施設基準等を満たしている状況）

・明細書発行体制等加算

・医療情報・システム基盤整備体制充実加算（令和5年12月31日までの特例措置）

・一般名処方加算（令和5年12月31日までの特例措置）

2　診療行為

○　診療時間内の診療行為である。

3　その他

○　オンライン資格確認を導入している。

○　オンライン請求を行っている。

○　歯科衛生士が勤務している。

実技試験問題（例）

問　1　用

歯　科　診　療　録

公費負担者番号						保 険 者 番 号	0 1 1 3 0 0 1 2

公費負担医療の 受 給 者 番 号						被保険者証 被保険者手帳	記号・番号	5050415・999（枝番）01

| | | | | | 有 効 期 限 | 令和　　年　　　月　　　日 |

受 診 者	氏　　　名	岡 本 拓 也		被保険者氏名	岡 本 拓 也

生 年 月 日　明大昭平令　63 年 7 月 28 日生　男・女

資 格 取 得　昭和平成令和　5 年　10 月　1 日

事業船舶所有者　所 在 地　（　省　略　）　電話×××局××××番

住　　　所　（　省　略　）　電話×××局××××番

名　　　称　（　省　略　）

職　　　業　会社員　被保険者との続柄　本 人

保険者　所 在 地　（　省　略　）　電話×××局××××番

名　　　称　全国健康保険協会 東京支部

部　　位	傷 病 名	職務	開 始	終 了	転 帰
④5⑥ MT		上・外	令和5年 10月2日	令和5年 10月16日	治ゆ
		上・外	年 月 日	年 月 日	
		上・外	年 月 日	年 月 日	
		上・外	年 月 日	年 月 日	
		上・外	年 月 日	年 月 日	
		上・外	年 月 日	年 月 日	
		上・外	年 月 日	年 月 日	
		上・外	年 月 日	年 月 日	
		上・外	年 月 日	年 月 日	
		上・外	年 月 日	年 月 日	
		上・外	年 月 日	年 月 日	
		上・外	年 月 日	年 月 日	

上

右　　　　　　　左

省　略

下

〔主訴〕その他摘要

一年前から左下の乳歯が
抜けたままにしていたの
で、歯を入れて欲しい。

傷 病 名	労 務 不 能 に 関 す る 意 見		入 院 期 間	
	意見書に記入した労務不能期間	意見書交付		
	自 月 日 至 月 日	日間	年 月 日	自 月 日 至 月 日	日間

業務災害、複数業務要因災害又は通勤災害の疑い がある場合は、その旨	
備　　考	

（注）この診療録は、試験問題用に作成したものである。

月 日	部 位	療 法 ・ 処 置	点 数	負担金徴収額
10/ 2		初診（マイナンバーカードを保険証として利用し、		
/		診療情報の取得に同意した患者）		
/		医療情報・システム基盤整備体制充実加算 2		
/		約一年前、かなり動揺していた乳歯を他医院にて		
/		抜歯、現在に至る。		
/	46	X 線（D）（デジタル、電子画像管理）1 枚		
/		後続永久歯が欠損していることを確認。		
/		④5⑥ インレー Br にて欠損部を修復することを患		
/		者に説明し同意を得る。		
10/ 9		再診		
/		補診（④5⑥ ワンピースキャスト Br の製作について		
/		概要図にて説明し、情報提供）		
/	46	伝麻（OA（ハリケインゲル）＋歯科用キシロカイン		
/		Ct 1.8mL）		
/	4	KP（OD）（平行関係確認）		
/	6	KP（MO）（平行関係確認）		
/	④5⑥	連 imp（寒天＋アルジネート）		
/		BT（バイトワックス）		
/		リテイナー set		
/		仮セ（テンポラリーパック）		
10/16		再診		
/	④5⑥	Br set（ワンピースキャスト）		
/		接着性レジンセメント（標準型）		
/		⎿4 (OD) ⎿6 (MO) 12％金パラ インレー		
/	5	12％金パラ レジン前装金属ポンティック		
/				
/				
/				
/				
/				

診療報酬請求事務能力認定試験（歯科） 実技試験問題（例）

問 2 用

歯 科 診 療 録

公費負担者番号							保険者番号	3	2	1	3	1	9	2	2

| 公費負担医療の受給者番号 | | | | | | | 被保険者証 被保険者手帳 | 記号・番号 | 1650・1402 （枝番）00 |

受診者	氏 名	大 西 健 太			被保険者証 被保険者手帳	有効期限	令和 年 月 日
	生年月日	明大昭平令 8 年 8 月 13 日生 男・女			被保険者氏名	大 西 健 太
					資格取得	昭和平成令和 31 年 4 月 1 日
	住 所	（ 省 略 ）電話××××局××××番			事業所（船舶所有者）	所在地	（ 省 略 ）電話××××局××××番
						名 称	（ 省 略 ）
	職 業	公務員	被保険者との続柄	本 人	保険者	所在地	（ 省 略 ）電話××××局××××番
						名 称	○○共済組合 ○○支部

部 位	傷 病 名	職務	開 始	終 了	転 帰
7	C₃急化 Pul	上・外	令和5年10月3日	令和5年10月24日	治ゆ
4	C₂	上・外	令和5年10月3日	令和5年10月31日	治ゆ
		上・外	年 月 日	年 月 日	
		上・外	年 月 日	年 月 日	
		上・外	年 月 日	年 月 日	
		上・外	年 月 日	年 月 日	
		上・外	年 月 日	年 月 日	
		上・外	年 月 日	年 月 日	
		上・外	年 月 日	年 月 日	
		上・外	年 月 日	年 月 日	
		上・外	年 月 日	年 月 日	

上

右 ——————— 左

省 略

下

〔主訴〕その他摘要

数日前から右下の奥歯が
かなり痛むことがある。
左上デンタルフロスが
引っかかる。

傷 病 名	労 務 不 能 に 関 す る 意 見			入 院 期 間	
	意見書に記入した労務不能期間	意見書交付			
	自 月 日 至 月 日 日間	年 月 日	自 月 日 至 月 日	日間

業務災害、複数業務要因災害又は通勤災害の疑いがある場合は、その旨	
備 考	

（注）この診療録は、試験問題用に作成したものである。

診療報酬請求事務能力認定試験（歯科） 実技試験問題（例）

月 日	部 位	療 法・処 置	点 数	負担金額収額
10/3		初診（マイナンバーカードを保険証として利用し、		
/		診療情報の取得に同意した患者）		
/		医療情報・システム基盤整備体制充実加算2		
/	7	自発痛（＋）、打診痛（＋）、冷温水痛（卌）		
/	7 4	X線（D）（デジタル、電子画像管理）2枚		
/		⌐7 遠心歯頸部より歯髄まで達するX線透過像が		
/		認められる。		
/		⌐4 遠心隣接面より象牙質に達するX線透過像が		
/		認められる。		
/		⌐7 については、抜髄、根管治療を行い、金属にて		
/		歯冠修復を行うことを患者に説明し同意を得る。		
/		⌐4 のう蝕については、⌐7 治療終了後、CR充填に		
/		て修復を行うことを説明し同意を得る。		
/		歯管（管理計画を作成し、患者に説明の上文書提		
/		供、管理計画写しの添付省略）		
/	7	浸麻（OA（ハリケインゲル）＋歯科用キシロカイン		
/		Ct 1.8mL）		
/		ラバーダム防湿法		
/		麻抜（3根管）（NC、H_2O_2、Ca(OH)$_2$、EZ）		
/		EMR（MB：19mm、ML：19mm、D：20mm #30）		
/		X線（D）（デジタル、電子画像管理）1枚		
/		（根管長測定の確認）（検査結果の記載省略）		
10/10		再診		
/	7	自発痛（－）、打診痛（－）		
/		ラバーダム防湿法		
/		RCF（CaN＋G.ポイント）		
/		CRF		
/		X線（D）（デジタル、電子画像管理）1枚		
/		（根充状態良好）		
/		仮封（EZ）		

118

医療事務技能審査試験（メディカル クラーク®）

くわしくは ➡ P137

医療事務関連資格の中でも受験者の多い資格試験として知られています。

試験内容は、実技Ⅰ、学科、実技Ⅱの3科目からなります。実技Ⅰは、窓口または電話での応対を、400字程度の文章にする問題が2問出題されます。患者さんからの質問、クレーム、予約の変更、院内コミュニケーションなど、問われる内容はさまざまですが、1問は医療保険制度やその他、医療事務員としての知識を問う問題、もう1問は医療に携わる人間として、患者さんとどう接するかを問う問題が多いようです。医療機関と一般企業とは、対応の異なる点が多いので、そのあたりを心得ておく必要があるといえます。

学科は三者択一ですが、医療保険制度、公費負担医療制度、算定問題、医学知識と幅広い中から25問が出題され60分で解答します。このうち、保険制度などの問題で約10問、医学・薬学などが約2問、残りが診療報酬に関する問題となります。

医療保険制度と医学知識に関しては、さほど問題はありませんが、診療報酬に関する問題は、計算もあり、試験時間の60分をうまく配分しないと、時間が足りない可能性も出てきます。

できるところから先に解いてしまうほうがいいでしょう。

実技Ⅱはレセプトですが、カルテ4枚とそれに基づいて作成されたレセプト4枚の内容を照合し、誤りを訂正する、というものです。

これは、医療機関でのレセプト作成がほとんどコンピュータ化され、実務では手書きをすることが少なくなってしまった今では、実際の実務に最も近い形の問題といえます。内容は、それほど難しくはありませんが、カルテに記載されていないが算定しなければならないものが漏れていたり、薬の区分が違うなど、なかなか気づきにくい問題もあります。

また、70分の中で4枚を仕上げなければならず、見直しをする時間の余裕はないと考え、簡単なところは絶対に見落としのないようにしましょう。

この審査試験は、3科目の各々が70％以上できれば合格となり、合格者数の制限はありません。

次ページから実際に出題された試験問題（医科）を紹介します。

2024年7月よりインターネット試験（I&T方式）になり、試験内容が変更される予定です。

医療事務技能審査試験問題（医科）

問1 保険者番号「１３３２６４」に該当するものを一つ選び記号で答えなさい。

A）従業員６名の印刷会社の社長
B）年金のみの生活者
C）中央建設国民健康保険組合の組合員

問2 健康保険法の保険給付として認められるものを一つ選び記号で答えなさい。

A）他院で撮影したエックス線フィルムの診断料
B）美容を目的とする二重瞼の手術
C）業務災害によるけがの治療

問3 公費負担医療について正しいものを選び記号（ＡＢＣ）で答えなさい。

イ）母子保健法の養育医療の法別番号は、「３８」である。
ロ）感染症法の結核患者の適正医療の申請は、居住地を管轄する保健所長に対して行う。
ハ）障害者総合支援法の更生医療は、各種保険の自己負担額すべてが公費負担される。
ニ）特定疾患治療研究事業の対象患者は、医療券で受給資格を確認する。

　　　A）イ、ハ、ニ　　　B）ロ、ハ　　　C）ロ、ニ

問4 基本診療料について正しいものを一つ選び記号で答えなさい。

A）初診時に行った検査の結果のみを聞きに後日来院した場合、再診料が算定できる。
B）120床の保険医療機関において再診時にＣＴ撮影のみを行った場合、外来管理加算が算定できる。
C）外来診療料には、処置範囲が300平方センチメートルの熱傷処置の費用が含まれ別に算定できない。

問5 9月30日の入院料の算定で正しいものを一つ選び記号で答えなさい。

病院（一般病棟）地域一般入院料１　医療安全対策加算２
9月4日入院

　　　A）1,159点　　　B）1,351点　　　C）1,381点

学科試験問題（例）

問6 処置料の算定で正しいものを選び記号（ＡＢＣ）で答えなさい。

イ）救命のための気管内挿管（外来・時間外緊急）——————— 700点
ロ）膀胱洗浄と留置カテーテル設置（同一日）———————— 100点
ハ）腟洗浄（入院）————————————————————— 56点
ニ）鎖骨ギプス包帯（右）（プラスチックギプス）——— 1,500点

　　Ａ）イ、ロ、ハ　　　　Ｂ）イ、ニ　　　　Ｃ）ハ、ニ

問7 麻酔について誤っているものを一つ選び記号で答えなさい。

Ａ）「硬膜外麻酔後における局所麻酔剤の持続的注入」の費用は、麻酔当日より算定できる。
Ｂ）閉鎖循環式全身麻酔と同時に行った呼吸心拍監視の費用は、別に算定できない。
Ｃ）実施時間が８分間の静脈麻酔を行った場合、「短時間のもの」として所定点数を算定する。

問8 画像診断について誤っているものを一つ選び記号で答えなさい。

Ａ）対象疾患の片側のみに疾患があり、健側と比較撮影する場合、左右一対を同一部位として算定する。
Ｂ）乳房撮影は、両側の乳房を一連として算定する。
Ｃ）経口造影剤を使用してＣＴ撮影を行った場合、造影剤使用加算が算定できる。

問9 次の文で正しいものを一つ選び記号で答えなさい。

Ａ）Ｓ状結腸および直腸より採取した組織切片を検体として病理組織標本作製を行った場合、2臓器として算定する。
Ｂ）20歳未満の患者に通院・在宅精神療法を行った場合、所定点数の100分の200に相当する点数を加算する。
Ｃ）疾患別リハビリテーション料の早期リハビリテーション加算は、算定起算日から14日に限り算定できる。

解答　問1 Ｃ　問2 Ａ　問3 Ｃ　問4 Ｂ　問5 Ｂ
　　　　問6 Ｂ　問7 Ａ　問8 Ｃ　問9 Ａ

問 カルテとレセプトを突合し、レセプトの請求誤りおよび入力もれを点検し、これを訂正、補記して正しいレセプトを完成しなさい。

公費負担者番号							保険者番号	4	5	0	0	6	4	様式第一号（一）（一号様式）保険証
公費負担医療の受給者番号							記号・番号	宮6・2908（枝番）02						

受診者
氏名　遠藤　こずえ
生年月日　昭和52年7月12日　女
住所　日向市春原町○－○　電話　○○○○局○○○○番
職業　　世帯主との続柄　家族

世帯主（組合員）氏名　遠藤　明
有効期限　○年　○月　○日
資格取得　○年　○月　○日
保険者　宮崎県日向市
一部負担金の割合　3割　　割

傷病名	開始	終了	転帰
（主）脂質異常症	令和3年2月7日	年月日	治ゆ・死亡・中止
角膜異物（砂粒）（左）	令和5年9月27日	年月日	治ゆ・死亡・中止
	年月日	年月日	治ゆ・死亡・中止

既往歴・原因・主要症状・経過等

5．9．4

B.P.　132／84

定期血液検査実施

療養管理
　食事療法、運動療法継続

（内科：古山）

5．9．27

昨日から左眼にヒリヒリとした痛み
瞬きで痛みが走る
充血、流涙
角膜に砂粒

結膜、眼球穿孔なし

視力検査

片眼帯装着

（眼科：筧）

5．9．28

充血、痛みなし

角膜術創浮腫なし

スリット：角膜生体染色検査

点眼処置

（眼科：筧）

処方・手術・処置等

5．9．4

特定疾患療養管理

Ｂｌｏｏｄ
　末梢血液一般、
　総蛋白、尿酸、中性脂肪、ＡＳＴ、ＡＬＴ、
　ＨＤＬ－コレステロール、ＬＤＬ－コレステロール

院外処方
①【般】シンバスタチン錠10mg　1回1錠
　　　　　　　　　　　1日1回　朝食後　28日分

特定疾患処方管理

5．9．27

細隙灯顕微鏡検査（前眼部）

角膜異物除去術
　［キシロカイン点眼液　4％　0.2mℓ
　　滅菌精製水　10mℓ
　　タリビッド点眼液　0.3％　0.2mℓ

精密眼圧測定

超音波検査（Ａモード法）

院外処方
②オフロキサシン点眼液　0.3％　10mℓ
　　　　　　　　　　1日3回　点眼

5．9．28

細隙灯顕微鏡検査（前眼部）

処置
　タリビッド点眼液　0.3％　0.2mℓ

＜以下略＞

傷病名	労務不能に関する意見		意見書交付	入院期間	
	意見書に記入した労務不能期間				
	自　月　日	日間	年　月　日	自　月　日	日間
	至　月　日			至　月　日	
業務災害又は通勤災害の疑いがある場合は、その旨					

※ **病院（90床）**

医療事務技能審査試験（医科）　実技試験解答用紙（例）

診療報酬明細書　解答用紙

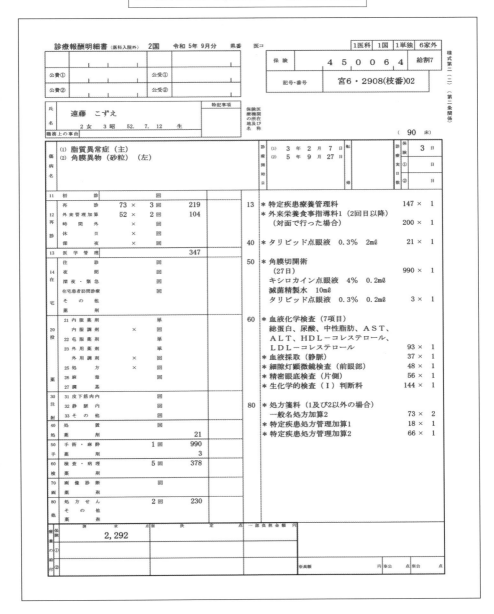

診療報酬明細書（医科入院外）　2国　令和 5 年 9 月分　県番　　医コ

	1医科	1国	1単独	6家外

保険　　450064　給割7

記号・番号　宮6・2908(枝番)02

様式第二（１）（第二条関係）

公費①　　　　　　　公受①

公費②　　　　　　　公受②

氏名　遠藤　こずえ
　　　2 女　3 昭　52. 7. 12 生
職務上の事由

特記事項

保険医療機関の所在地及び名称

（ 90 床）

傷病名
(1) 脂質異常症（主）
(2) 角膜異物（砂粒）（左）

診療開始日
(1)　3 年　2 月　7 日
(2)　5 年　9 月　27 日

転帰

診療実日数
3 日
①　　日
②　　日

11	初　　診		回		13	＊特定疾患療養管理料　　　　　　147 × 1
	再　　診	73 × 3 回	219			~~＊外来栄養食事指導料1（2回目以降）~~
12再診	外来管理加算	52 × 1~~2~~回	52 ~~104~~			~~（対面で行った場合）　　　　200 × 1~~
	時　間　外	× 回			40	＊タリビッド点眼液　0.3%　~~2ml~~ 0.2ml　2
	休　　日	× 回				~~24~~ × 1
	深　　夜	× 回			50	~~＊角膜切開術~~　角膜・強膜異物除去術
13	医 学 管 理		147 ~~847~~			（27日）　　　　　640 ~~990~~ × 1
	往　　診		回			キシロカイン点眼液　4%　0.2ml
14在宅	夜　　間		回			滅菌精製水　10ml
	深夜・緊急		回			タリビッド点眼液　0.3%　0.2ml　　3 × 1
	在宅患者訪問診療		回		60	＊血液化学検査（7項目）
	そ　の　他					総蛋白、尿酸、中性脂肪、AST、
	薬　　剤					ALT、HDL－コレステロール、
20投薬	21 内 服 薬 剤		単			LDL－コレステロール　　　93 × 1
	内 服 調 剤	× 回				＊血液採取（静脈）　　　　　37 × 1
	22 屯 服 薬 剤		単			＊細隙灯顕微鏡検査（前眼部）　48 × 1 ~~+2~~
	23 外 用 薬 剤		単			＊~~精密眼底検査（片側）~~精密眼圧測定 82 ~~56~~ × 1
	外 用 調 剤	× 回				＊生化学的検査（Ⅰ）判断料　144 × 1
	25 処　　方	× 回			80	＊処方箋料（1及び2以外の場合）
	26 麻　　毒		回			一般名処方加算2　　　　　73 × ~~2~~ 1
	27 調　　基					~~＊特定疾患処方管理加算1　18 × 1~~
30注射	31 皮下筋肉内		回			＊特定疾患処方管理加算2　66 × 1
	32 静 脈 内		回			処方箋料（1及び2以外の場合）　68 × 1
	33 そ の 他		回		60	末梢血液一般検査　　　　　21 × 1
40処置	処　　置		回			血液学的検査判断料　　　　125 × 1
	薬　　剤		2 ~~21~~			超音波検査（Aモード法）　150 × 1
50手術	手 術・麻 酔	1 回 640 ~~990~~				
	薬　　剤		3			
60検査	検 査・病 理	9 ~~5~~ 回	748 ~~878~~			
	薬　　剤					
70画像	画 像 診 断		回			
	薬　　剤					
80その他	処 方 せ ん	2 回	207 ~~290~~			
	そ　の　他					
	薬　　剤					

療養の給付	保険	請求 点	一部負担金額 円	決定 点
	① 2018 ~~2,292~~			
	②			
	③			

医療事務管理士® 技能認定試験

くわしくは ➡ P138

医療事務管理士試験を運営する技能認定振興協会（JSMA）は、医療事務従事者の技能を認定する試験機関として、医療・福祉関連事務に携わる人々の技能と社会的地位の向上を目的に発足してからすでに50年以上の歴史があります。「医療事務管理士」の称号は、平成17年に特許庁より商標登録が認められた資格となりましたが、有資格者は、これまでに18万人を超えており、医療機関の認知度も高いということもメリットのひとつです。

医科の医療事務管理士技能認定試験では、学科試験はマークシート方式の問題が10問、実技試験は手書きで診療報酬明細書の作成が、医科入院外（外来）1問と医科入院1問の2問、そして記載済みのレセプトを点検し、正しい解答を記入する点検問題1問となります。

診療報酬請求事務は、医科と歯科に分かれています。算定方法や投薬なども医科と歯科では一部のものを除いてまったく異なりますから、医科の資格を取得したとしても、そのまま歯科でも医科と同様に通用するというわけではありません。

医科では診療科目が多くなりますので幅広い知識が求められ、歯科はより専門的な知識が求められるといえます。それでも、歯科は医科に比べて解剖学的にも範囲が狭いことから、診療報酬の種類が医科に比べて少なく、はじめて医療に触れる方にとっては、歯科の方が医科よりも取り組みやすいと言えるでしょう。歯科医院の医療事務職員を目指す場合は、歯科の検定試験を受験することが望まれます。

歯科医療事務管理士技能認定では、マークシート方式の学科問題が10問、外来レセプトの実技問題が3問（2問はレセプト作成問題、1問は点検問題）、出題されます。

学科問題は、医療保険制度から解剖学、点数算定、医療用語など、幅広く出題されます。また、実技はう蝕、歯周病、ブリッジなど、さまざまなタイプのカルテが出されます。学科・実技試験ともに、特に難易度が高くはありませんが、歯科に関する知識を広く身につけておく必要があるでしょう。

医療事務管理士技能認定試験は、医科・歯科ともに受験資格は問われず、試験は年6回隔月（奇数月）で実施されていますから、受験しやすいということも大きな特徴です。次ページから実際に出題された試験問題（医科）を紹介します。

問1 医療事務担当者としての要件には、いろいろの条件が考えられますが、下記各項のなかで、医療従事者の義務として規定されている最も重要なものを1つ選びなさい。

A．質の高いサービスの提供ができるよう、心を込めた応対など、接遇の基本を心がけること。

B．医療機関内の人々との協調がよくでき、円滑な人間関係をもつことができること。

C．上書き事項は、保険証－カルテ－診療報酬明細書と転記するが、記載誤りが多く返戻率がかなり高いのが現実である。特に管掌別、記号の構成などの学習をし、誤りのないよう心がけなければならない。

D．臨床検査は現代医学と共に複雑になりつつあるが、的確な内容点検ができるように、診療内容を熟知しなければならない。

E．業務に従事して得られた「診療上の秘密」を他に漏らさないこと。

問2 次の各項の説明のうち正しいものの組み合わせを下記より選びなさい。

（1）国民健康保険の患者の2月の診療が①外来→②入院→③外来と変わった場合、2月分の外来レセプトについては①と③を分けて別々に作成し、②は入院レセプトで作成する。

（2）通院治療中の精神障害者を対象とした医療支援のための公費負担医療制度は、障害者総合支援法である。

（3）同一世帯の一般所得者である78歳と75歳患者の2月分の医療費自己負担額が、外来でそれぞれ12,000円と8,000円であった場合、高額療養費制度の対象となる。

（4）保険医療機関は一部負担金の支払いを受けるときは、正当な理由がない限り医療の内容がわかる領収証を無償で交付しなければならない。

（5）診療報酬の請求権は無期限ではなく、時効は6年間と定められている。

　　　A．(1)(3)　　　B．(2)(4)　　　C．(1)(2)(5)　　　D．(3)(4)(5)　　　E．(1)～(5)すべて

問3 次のI群の各番号に関連するものをII群より選びなさい。

（　I　群　）	（　II　群　）
（1）02130011	A．後期高齢者医療
（2）　　232124	B．精神障害者の精神通院医療
（3）21396015	C．一般国保
（4）01350016	D．船員保険
（5）39142070	E．全国健康保険協会管掌健康保険

問4 次のI群の傷病名に関連するものをII群より選びなさい。（重複可）

（　I　群　）	（　II　群　）
（1）急性C型肝炎	A．難病外来指導管理料
（2）登校拒否（13歳）	B．在宅自己注射指導管理料
（3）1型糖尿病	C．皮膚科特定疾患指導管理料（I）
（4）特発性間質性肺炎	D．ウイルス疾患指導料
（5）掌蹠膿疱症	E．小児特定疾患カウンセリング料

医療事務管理技能認定試験 学科試験問題（例）

問5 次の各項は150床の病院で再診時に行われた診療行為である。再診料に外来管理加算が算定できるものにはAを、算定できないものにはBを選びなさい。

（1）てんかん指導料 ＋ 脳波検査 ＋ MRI撮影（頭部）
（2）特定疾患療養管理料 ＋ 心電図検査12誘導 ＋ 生化学的検査（Ⅰ）
（3）腰部デジタルX－P ＋ 投薬 ＋ 腰部固定帯固定
（4）関節腔内注射 ＋ 湿布処置（半肢） ＋ 肩関節デジタルX－P
（5）点滴注射 ＋ 経皮的動脈血酸素飽和度測定 ＋ 酸素吸入

問6 次の各項の説明のうち正しいものの組み合わせを下記より選びなさい。

（1）算定回数が「1週につき」とされている場合は、月曜日から日曜日までの7日間のことである。
（2）初・再診料における診療時間内の小児科特例加算は、小児科を標榜する医療機関であっても6歳以上の患者は算定できない。
（3）初診料の機能強化加算は、必要な基準を届け出ている200床未満の病院又は診療所で初診を行った場合に加算できる。
（4）在宅患者訪問看護・指導料を算定した場合、同一日に医師の診察が行われていなければレセプトの診療実日数に数えない。
（5）土曜日の午後1時までを診療時間としている医療機関で、土曜日の午後5時に緊急に求められて往診を行った場合、往診料に夜間加算を算定できる。

　　　A．（1）（3）　　B．（2）（4）　　C．（1）（4）（5）　　D．（2）（3）（4）　　E．（5）のみ

問7 次のⅠ群の疾病に関連する画像診断をⅡ群より選びなさい。（重複可）

　　（　Ⅰ　群　）　　　　　　　　　　（　Ⅱ　群　）
（1）脛骨骨折　　　　　　　　　　A．胸部X－P
（2）肺炎　　　　　　　　　　　　B．前腕部X－P
（3）橈骨骨折　　　　　　　　　　C．頭部CT撮影
（4）くも膜下出血　　　　　　　　D．腰部X－P
（5）肋骨骨折　　　　　　　　　　E．下腿部X－P

問8 次の各項の説明のうち正しいものの組み合わせを下記より選びなさい。

（1）入院基本料等加算のハイリスク分娩管理加算は、1入院に限り8日を限度として所定点数に加算できる。

（2）入院中の患者に同日午前と午後に静脈内注射を行った場合、薬剤料は合算し注射実施料は1回算定する。

（3）救命救急入院料を算定する場合、点滴注射の費用は所定点数に含まれ算定できない。

（4）入院時食事療養（Ⅰ）の食堂加算は、食堂を備えている病棟の入院患者に食事を提供した場合、1食につき算定する。

（5）半月板縫合術は、短期滞在手術等基本料1の対象手術である。

　　　A．（1）（3）　　　B．（2）（4）　　　C．（1）（4）（5）　　　D．（2）（3）（4）　　　E．（5）のみ

問9 次の各項のA、Bと示されているもののうち正しい方を選びなさい。

（1）小児科外来診療料は（A．3歳未満　　B．6歳未満）の外来患者に診療を行った場合に保険医療機関単位での算定となる。

（2）同一月に造影剤使用のCT撮影を2回行った場合、2回目の撮影料の算定は（A．撮影料×80/100＋造影剤使用加算　　B．（撮影料＋造影剤使用加算）×80/100）となる。

（3）通院・在宅精神療法を退院後4週間以内の患者に行う場合は（A．週1回　　B．週2回）を限度に算定する。

（4）腫瘍マーカー検査の前立腺特異抗原は、前立腺癌の確定診断がつかない患者（検査値4.0ng/mL以上）の場合に（A．2月に1回　　B．3月に1回）を限度に3回まで算定できる。

（5）腱鞘切開術を右手第3指と第4指に行った場合、手術料の算定は（A．所定点数×1　　B．所定点数×2）となる。

解答　問1 E　　問2 B

問3 （1）D　（2）C　（3）B　（4）E　（5）A

問4 （1）D　（2）E　（3）B　（4）A　（5）C

問5 （1）B　（2）A　（3）B　（4）A　（5）B

問6 **D**

問7 （1）E　（2）A　（3）B　（4）C　（5）A

問8 A

問9 （1）B　（2）A　（3）B　（4）B　（5）B

医療事務管理士技能認定試験　実技試験問題（例）

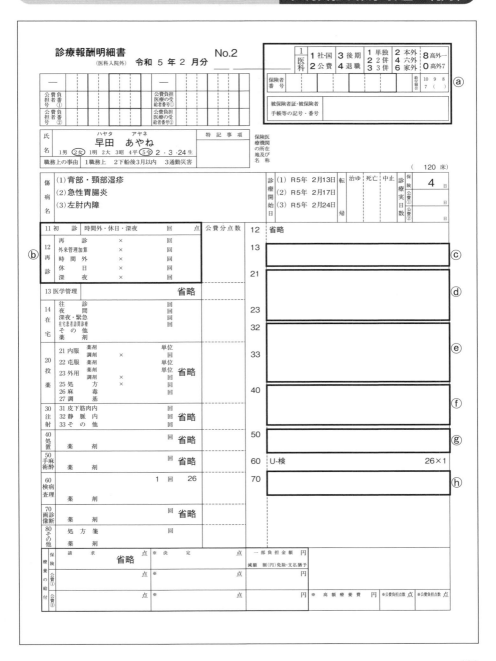

問1 ⓐ枠内の記載で正しいものを選びなさい。

A

1 医科	①社・国 2公費	3 後期 4 退職	①単独 2 2併 3 3併	2 本外 ④六外 6 家外	8高外一 0高外7

保険者番号	0	6	1	4	1	2	3	8	給付割合	10　9　8 7　（　　）

被保険者証・被保険者手帳等の記号・番号	201・124 （枝番）04

B

1 医科	①社・国 2公費	3 後期 4 退職	①単独 2 2併 3 3併	2 本外 4 六外 ⑥家外	8高外一 0高外7

保険者番号	0	6	1	4	1	2	3	8	給付割合	10　9　8 7　（　　）

被保険者証・被保険者手帳等の記号・番号	201・124 （枝番）04

C

1 医科	①社・国 2公費	3 後期 4 退職	①単独 2 2併 3 3併	2 本外 4 六外 6 家外	8高外一 0高外7

保険者番号	0	6	1	4	1	3	3	8	給付割合	10　9　8 7　（　　）

被保険者証・被保険者手帳等の記号・番号	201・24 （枝番）04

D

1 医科	①社・国 2公費	3 後期 4 退職	①単独 2 2併 3 3併	②本外 4 六外 6 家外	8高外一 0高外7

保険者番号	0	6	1	4	1	3	3	8	給付割合	10　9　8 7　（　　）

被保険者証・被保険者手帳等の記号・番号	201・124 （枝番）04

医療事務管理士技能認定試験 実技試験問題（例）

問2 ⓑ枠内の記載で正しいものを選びなさい。

A

11 初　　診	時間外・休日・深夜		1	回	288点
12 再診	再　　　診	73 ×	3	回	219
	外来管理加算	52 ×	2	回	104
	時　間　外	65 ×	1	回	65
	休　　　日	×		回	
	深　　　夜	×		回	

B

11 初　　診	時間外・休日・深夜		1	回	363点
12 再診	再　　　診	111 ×	3	回	333
	外来管理加算	52 ×	2	回	104
	時　間　外	135 ×	1	回	135
	休　　　日	×		回	
	深　　　夜	×		回	

C

11 初　　診	時間外 休日・深夜		2	回	851点
12 再診	再　　　診	111 ×	2	回	222
	外来管理加算	52 ×	2	回	104
	時　間　外	×		回	
	休　　　日	×		回	
	深　　　夜	×		回	

D

11 初　　診	時間外・休日・深夜		1	回	363点
12 再診	再　　　診	×	3	回	295
	外来管理加算	52 ×	2	回	104
	時　間　外	135 ×	1	回	135
	休　　　日	×		回	
	深　　　夜	×		回	

問3 ⓒ枠内の記載で正しいものを選びなさい。

A

13	薬情 手帳	13×2
	乳栄	130×2

B

13	薬情 手帳	13×2

C

13	薬情 手帳	13×2
	乳栄	130×1

D

13	薬情	10×2

解答　**問1** A　　**問2** D　　**問3** B

医師事務作業補助技能認定試験 (ドクターズクラーク®)

くわしくは → P142

医師事務作業補助者は、原則として32時間以上の基礎知識習得のための研修を受けなければならないと定められています。業務内容が多岐にわたるため、医療関連法規や保険制度から医学・薬学、診療録管理、病院管理など、診療報酬関係の資格とは別の部分まで幅広い知識が要求されます。それを資格化した認定試験ですが、試験合格者にはドクターズクラークの称号が与えられます。

試験は学科と実技があり、学科は択一式の問題が25問、実技は診断書や申請書、診療録、処方箋などの医療文書作成になります。

医学や薬学などは、個人で勉強するのはなかなか難しい部分もありますので、このような講座を履修すると効率的に学習できます。

病院で働く事務職が徐々に現場に近くなってきている今、これから有望な資格といえるでしょう。

なお、この試験は、公益社団法人全日本病院協会と一般財団法人日本医療教育財団との共催により実施されていることも大きな特色といえます。

ホスピタルコンシェルジュ® 検定試験

くわしくは → P148

患者さまに選ばれる病院になるための条件のひとつとして、事務職員の質の高さが挙げられます。気持ちのよい患者応対はもちろんですが、それだけでなく、質問に的確に答え、正確で迅速に業務を処理する能力も患者さまの満足度を上げるとともに、病院経営の観点からも必要な能力といえます。この検定試験は、接遇力と患者応対に必要な知識を評価認定するものです。

検定は3級から1級まであり、3級は学科試験のみですが、2級と1級は実技試験もあります。学科は敬語や、応対に関する記述による接遇問題と、医療保険制度や医学用語などに関する知識問題から原価管理に関する知識などが問われています。実技試験は、患者応対を想定したロールプレイングで実施されます。

受付から会計、保険請求まで幅広い知識を有するオールラウンドプレーヤーホスピタルコンシェルジュは、病院だけでなく健診センターやクリニックなどさまざまな職場で活躍できる資格といえます。

調剤事務管理士® 技能認定試験

くわしくは ➡ P154

　以前は、診察が終わってから窓口で薬をもらう、いわゆる「院内処方」で、大病院では「薬をもらうのに1時間待ち」などということも少なくありませんでした。今では「医薬分業」が進み、医療機関では処方箋を書いて患者さんに渡し、患者さんはそれを調剤薬局に持っていって薬をもらう「院外処方」が定着し、ほとんどの診療所で採用しているほか、大病院でも患者さんの希望で、院内・院外を選べるようになっているところが多くみられます。

　最近では、大型ドラッグストアでも調剤薬局を併設する店が増えており、調剤報酬の算定ができる社員の需要は、確実に増えています。

　この試験は、調剤レセプトを作成する実技試験が3問（うち1問は調剤報酬明細書の点検問題）と、学科は法規、調剤報酬請求事務などの問題が出題されます。調剤報酬は、医科の診療報酬や介護報酬に比べて、設定されている項目が少なく、薬剤料や調剤料の計算方法がわかれば、その他に算定されるものが限られているので、初めての人も取り組みやすいといえます。

介護事務管理士® 技能認定試験

くわしくは ➡ P160

　年々増加する介護サービス事業者で、なくてはならないのが介護報酬のわかる職員です。

　介護報酬は、医科の診療報酬ほどではありませんが、種類も多く、診療報酬では算定を「点数」で表し、単価は一律でなく、地域によって異なるなど、介護報酬では「単位」として表すなど、算定方法も複雑なところが多くあります。提供した介護サービスの種類によって、レセプト用紙が変わるのも、介護報酬の特徴です。この介護事務管理士技能認定試験では、介護保険制度のしくみに関する試験が50問、介護レセプトの実試験が1問出題されます。

　実技には居宅サービス、施設サービスが出題されるため、給付費全般について幅広く押さえておく必要があります。

　介護事務職は、現段階では、まだ経験者の少ない職種です。それだけに、資格があれば、就職にはかなり有利といえます。

医療秘書技能検定試験

くわしくは ➡ P140

この検定試験の受験者は、専門学校生が大半でしたが、現在では一般の受験者も増えて、注目されています。

特徴は、他の検定試験と比較して、医療事務（診療報酬の算定）以外の分野の比率が高いことです。3領域に分かれており、領域1が医療秘書実務と医療関連法規、領域2が医学的基礎知識、領域3が医療事務で、それぞれ60%以上の正解で合格となります。

なかでも一番やさしいのは医療事務で、4割が手書きの穴埋め、6割が選択式のマークシートです。3級の外来・2級の入院ともに基礎的なところを押さえておけば特に問題はありません。

領域1の医療秘書実務は、社会人としての常識レベルですが、問題は、医療関連法規と医学知識です。

法規は、医療保険と公費はもちろん、医師法や医療法などからも出題され、広い知識が要求されます。医学知識は、解剖学、生理学、臨床医学から、カルテ用語や傷病名の読み書きなども出題されるため、過去問題集などでしっかり学習しましょう。特に一般受験者は、医療事務は教わることができても、他は個人での勉強となる場合が多いので、十分に準備をしましょう。

医事コンピュータ技能検定試験

くわしくは ➡ P157

現在では、ほとんどの医療機関でコンピュータによる会計が行われているため、受験者も年々増加している検定試験です。

試験は、領域1が医療事務、領域2がコンピュータ関連知識、領域3が実技と分かれており、3領がともに60%以上の正解で合格となります。

領域1は、診療報酬の算定に関する知識を問う問題で、点数表を参照することができないため、算定に関して幅広い知識をもっている必要があります。

領域2は、医療とは関係なく、純粋にコンピュータに関する知識を問うものです。かなり専門的な問題なので、過去問題集で繰り返し学習しましょう。

比較的やさしいのが領域3で、レセコンを使ってレセプトを作成する問題が2問、作成したレセプトをもとに、点数を選択する問題が20問出題されます。点数表やその他の資料を見ながらの解答なので、それほど問題はありません。コンピュータ知識と医療事務の過去問題を徹底的に学習しましょう。

医療事務資格の 種類と紹介

　医療事務関連の資格の名前には似たものが多く、1字、もしくは1語違いというものもあるので、問い合わせをするときなどにはよく注意しましょう。

　医師や看護師はそのための資格をもっていないとその職業につけません。しかし、医療事務の分野には国家資格はありません。ですから、もちろん無資格でも仕事に就くことはできますが、就職では資格をもっているほうが当然有利になりますので、ぜひチャレンジしてください。

　資格の詳細は、各主宰者がホームページなどに公表しています。

アイコンの見方

該当項目は色付きで表示しています。

〈試験の分類〉

 医科　　　　 歯科

 診療情報　　 レセコン

 調剤　　　　 介護

※複数のアイコンに色が付いている場合は両方の資格があります。
　（例）医科と歯科が色付きのとき…医科と歯科どちらの資格もある。

〈受験資格〉

 不問　　　　 実務経験者

 指定講座・講習受講者
　　単位取得者　　 資格取得者

※複数のアイコンに色が付いている場合は、級により受験資格が異なる場合と
　複数の受験資格がある場合とがあります。
　（例）不問と資格取得者が色付きのとき
　　　　…2級は受験資格不問、1級は2級合格者のみ受験可、など。

問 マークがついている資格は、P105〜134に問題やその傾向を掲載しています。

診療報酬請求事務能力認定試験

（問題は106〜118ページ）

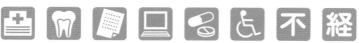

概　要／特　徴	診療報酬請求事務に従事する者の資質の向上を図るために実施される全国一斉統一試験。受験者は年間1.3万人を超える。医科と歯科がある。
受 験 資 格	不問
試 験 内 容	学科：(1)医療保険制度等・公費負担医療制度の概要、(2)保険医療機関等・療養担当規則等の基礎知識、(3)診療報酬等・薬価基準・材料価格基準の基礎知識、(4)医療用語および医学・薬学の基礎知識、(5)医療関係法規の基礎知識、(6)介護保険制度の概要 実技：診療報酬請求事務の実技 ※診療報酬点数表、その他の資料の持ち込みは自由。
合 格 率	医科39.4%、歯科35.5%（令和3年12月）
実 施 時 期	年2回（7、12月）
受 験 料	9,000円（税込）
試 験 会 場	札幌市、仙台市、埼玉県、千葉県、東京都、神奈川県、新潟市、金沢市、静岡市、愛知県、大阪府、岡山市、広島市、高松市、福岡県、熊本市、那覇市
合格について	合否は試験月の翌々月末までに全受験者に文書で通知。合格者はホームページなどにも掲載される。合格者には認定証が交付される。
主 宰 団 体	（公財）日本医療保険事務協会
問 合 先	〒101-0047　東京都千代田区内神田2-5-3　児谷ビル TEL03-3252-3811 https://www.iryojimu.or.jp/
メ　　　モ	出題範囲の詳細が「診療報酬請求事務能力認定試験ガイドライン」に出ている。

問 医療事務技能審査試験（メディカル クラーク®）

（問題は120～124ページ）

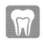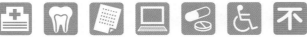

概 要／特 徴	医療機関などでの受付窓口業務や診療報酬請求事務業務など、医療事務職として求められる能力を審査の対象とする。医療事務関係としては最大規模の受験者数。医科・歯科がある。
受 験 資 格	不問
試 験 内 容	実技Ⅰ：患者接遇 学科：医療事務知識 　　　(1)医療保険制度、(2)高齢者医療制度、(3)公費負担医療制度、 　　　(4)介護保険制度、(5)医事法規一般、(6)医事業務、(7)医学一般、 　　　(8)薬学一般、(9)診療録 実技Ⅱ：診療報酬請求業務（診療報酬明細書点検）
合 格 率	76.1%（令和4年度）
実 施 時 期	医科 年12回（毎月）、歯科 年6回（奇数月）
受 験 料	7,700円（税込）
試 験 会 場	在宅試験
合格について	実技試験Ⅰ・Ⅱおよび学科試験の各々の得点率が70%以上を合格とする。当該試験日から約1ヵ月後に郵送により結果通知。
主 宰 団 体	一般財団法人 日本医療教育財団
問 合 先	〒101-0062　東京都千代田区神田駿河台2-9　駿河台フジヴュービル6F 　　　　　　TEL03-3294-6624　http://www.jme.or.jp
メ モ	合格者には「メディカル クラーク®」の称号が付与される。 ※こちらの情報は、2024年2月現在のものです。2024年7月以降はインターネット試験（I&T方式）が実施されます。試験制度の変更は、日本医療教育財団のホームページをご確認ください。

医療事務管理士®技能認定試験

(問題は126〜131ページ)

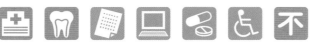

概要／特徴	50年以上の実績をもつ資格。医療機関内での患者受付、治療費の計算、診療報酬明細書作成、カルテ管理など医療事務全般の能力を評価・認定する試験。
受験資格	不問
試験内容	実技（3時間）：点検問題1問、診療報酬明細書作成2問（医科：外来1問、入院1問、歯科：外来2問） 学科（1時間）：マークシート式（択一式）。次の範囲から10問。法規（医療保険制度・後期高齢者医療制度・公費負担医療制度などについての知識）、医学一般、保険請求事務（診療報酬点数の算定方法・医療用語などについての知識）。 ※資料などの持ち込み可。計算機を除く電子手帳などの電子機器の使用は不可。
合格率	医科50%程度、歯科70%程度
実施時期	医科・毎月、歯科・奇数月
受験料	7,500円（税込）
試験会場	在宅試験。医科のみインターネット試験を実施。
合格について	合格基準は実技各問60%以上の得点かつ3問の合計で80%以上、学科80点以上。実技・学科ともに合格基準に達した場合に合格と判定。合否は試験実施後1ヵ月以内に文書にて通知。合格者には「医療事務管理士」の称号が与えられ、認定合格証が交付される。
主宰団体	技能認定振興協会
問合先	〒108-8210　東京都港区港南2-15-3　品川インターシティ C棟12F TEL03-4363-4518　https://www.ginou.co.jp
メモ	※2005年、特許庁より「医療事務管理士」の商標登録が認められました。いつでもインターネットで受験が出来る「医療事務管理士インターネット試験」も2017年からスタートしました。詳細は当団体のホームページをご確認下さい。

医事管理士資格認定試験

概要／特徴	医事課内において診療報酬請求実務に特化した医事業務を行いつつ、その管理を行う。
受験資格	財団指定の大学、短期大学、専門学校で医療関係法規、診療報酬請求事務の算定理論、診療報酬請求実務、医学一般などの所定科目を履修すること。
試験内容	医学一般、医療管理学、診療報酬請求実務など
合格率	―
実施時期	年2回　※時期など各指定校による
受験料	7,700円（税込）
試験会場	所属教育指定校
主宰団体	（一財）日本病院管理教育協会
問合先	〒173-0004　東京都板橋区板橋1-36-10-201 TEL03-6905-6980 http://www.jh-mgt.org/
メモ	（資格取得時）認定料11,000円

医療秘書技能検定試験

（出題傾向等の解説は134ページ）

概 要 ／ 特 徴	1988年から実施されている資格。医療機関や医療関連機関に勤務する医療秘書として、実務マナー、医療法規や医学用語、医療事務の領域に高度な知識と技能をもち、業務を専門的に遂行することができるかどうかを審査する。1級、準1級、2級、3級に分かれている。
受 験 資 格	不問
試 験 内 容	Ⅰ、医療秘書実務、医療機関の組織・運営、医療関連法規、Ⅱ、医学的基礎知識、医療関連知識、Ⅲ、医療事務の3領域について、級ごとに難易度を変えて出題される。
合 格 率	―
実 施 時 期	年2回（6、11月）
受 験 料	一般の受験者 　1級6,500円　準1級5,800円　2級5,100円　3級4,000円 一般の併願受験者 　1・準1級12,300円　準1・2級10,900円　2・3級9,100円
試 験 会 場	全国の指定会場。
合格について	Ⅰ、Ⅱ、Ⅲの3領域（各100点満点）の正解の合計が全体で180点以上ある者のうち、それぞれの領域の正解が60%以上の場合、合格となる。試験終了後、約1ヵ月半後に通知。
主 宰 団 体	一般社団法人 医療秘書教育全国協議会
問 合 先	〒134-0084　東京都江戸川区東葛西6-7-5　滋慶ビル2F TEL03-5675-7077 http://www.medical-secretary.jp/
メ モ	―

医療管理秘書士・医療秘書士

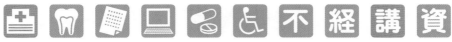

概 要 ／ 特 徴	医療管理秘書士は医師をサポートするプロフェッショナル資格。より良い医療を提供するために、医師と患者さまを結びつけるパイプ役として、接遇マナー・医療の専門知識・医療関係法規の理解・高度なレセプト作成技術を身につける。医療事務職員として、医師が本来の業務に専念できるように資料作成・スケジュール管理・事務をサポートし、幅広い秘書業務を行う上級医療事務職員資格。 医療秘書士は医師をサポートするスペシャリスト資格。医師を補佐し医療業務を円滑に運ぶことを通して、患者さまが期待するホスピタリティを実現するために、診療行為の点数化・レセプト作成の能力を身につける。医療機関において、受付業務・一般事務・料金の徴収・医療事務などの業務処理などを行うことができる初級医療事務職員資格。
受 験 資 格	【医療管理秘書士】協会指定の大学・短期大学・専門学校において、協会規定科目の単位を取得すること。 【医療秘書士】医療管理秘書士受験者または指定講座を受講し修了した者。
試 験 内 容	試験の細則は、年2回、そのつど発表される。
合 格 率	──
実 施 時 期	年2回（第1回目10月、第2回目1月）
受 験 料	【医療管理秘書士】7,000円 【医療秘書士を単独で受験する場合】 免除。医療管理秘書士を受験し、不合格者は医療秘書士の資格申請可能。
試 験 会 場	【医療管理秘書士】指定の大学・短期大学・専門学校 【医療秘書士】協会指定会場
合格について	合格基準：正解率60％以上
主 宰 団 体	一般社団法人　医療教育協会
問 合 先	〒650-0011　兵庫県神戸市中央区下山手通5-1-1-602 TEL078-361-7493 http://www.iryo-k.org
メ モ	【医療管理秘書士】資格認定料として10,000円が必要。資格取得は、協会が提携する大学・短期大学・専門学校のみ可能。 【医療秘書士】資格認定料として8,000円が必要。

医師事務作業補助技能認定試験

（ドクターズ クラーク®）（出題傾向等の解説は132ページ）

概 要 ／ 特 徴	医療文書の作成など、医師の事務作業をサポートする医師事務作業補助職に求められる知識と技能を評価・認定する。
受 験 資 格	(1)「医師事務作業補助技能認定試験受験資格に関する教育訓練ガイドライン」に適合するものを履修した者。 (2)医療機関等において医師事務作業補助職として6ヵ月以上（32時間以上の基礎知識習得研修を含む）実務経験を有する者。 (3)前各号と同等と認める者。 ※(1)〜(3)のいずれかに該当する者。
試 験 内 容	学科：医師事務作業補助基礎知識 実技：医療文書作成
合 格 率	85.4%（令和4年度）
実 施 時 期	年6回（5、7、9、11、1、3月）
受 験 料	9,200円
試 験 会 場	在宅試験
合格について	学科試験および実技試験の各得点率が70%以上を合格とする。 当該試験日から約1ヵ月後に郵送により結果通知。
主 宰 団 体	公益社団法人　全日本病院協会、 一般財団法人　日本医療教育財団
問 合 先	一般財団法人　日本医療教育財団 〒101-0062　東京都千代田区神田駿河台2-9　駿河台フジヴュービル6F 　　　　　TEL03-3294-6624 　　　　　http://www.jme.or.jp
メ モ	合格者には「ドクターズクラーク®」の称号が付与される。 ※こちらの情報は、2024年2月現在のものです。2024年7月以降はインターネット試験（I&T方式）が実施されます。試験制度の変更は、日本医療教育財団のホームページをご確認ください。

認定医師秘書™試験（医師事務作業補助業務実務能力認定試験）

概 要／特 徴	厚生労働省の「勤務医の事務作業を補助する職員の配置」方針に基づき示された医師事務作業補助従事者業務の従事で求められる能力を有すことを証明するものである。
受 験 資 格	(1)協会指定教育機関において認定医師秘書講座を受講終了した者 (2)医療機関において医師事務作業補助職として6ヵ月以上（一定の基礎講習・研修等を含む）の実務経験を有する者
試 験 内 容	学科30問（医師事務作業補助基本知識）：医療関連法規、医療保険制度、医学・薬学一般、診療録および電子カルテ、個人情報保護、医師事務作業補助業務、病院管理・組織、医療人としての接遇マナー 実技3問（医療文書作成）：医師事務作業補助業務（各種診療書・証明書・申請書の作成）
合 格 率	──
実 施 時 期	3月、7月、9月、12月
受 験 料	8,200円
試 験 会 場	在宅試験
合格について	実施回毎の受験者偏差値55以上、または、7割正答を合格基準として判定。
主 宰 団 体	特定非営利活動法人医療福祉情報実務能力協会 （略称：MEDIN〈メッドイン〉）
問 合 先	協会事務局 〒160-0023　東京都新宿区西新宿3-2-27　オーチュー第7ビル4F TEL03-5326-7784　FAX03-5326-7786 http://www.medin.gr.jp/
メ モ	認定証書（資格証カード、資格証ピンバッチ含む）発行手数料3,600円

日本医師会医療秘書認定試験

概要／特徴	1981年から実施されている。専門的な医療事務の知識と最新の情報処理技能を備えるとともに、医療機関の今日的な使命を自覚し、それにふさわしい対応ができる能力を認定する。日本医師会は、日本最大の医師団体。
受験資格	日本医師会認定医療秘書養成機関において、日本医師会が定めるカリキュラムを修了した者または修了見込みの者。 なお、試験に合格し、日本医師会規定の秘書技能科目を3科目取得した者につき、認定証と記章を交付する。
試験内容	医療・保健・福祉基礎教科（健康とは、疾病とは、からだの構造と機能、患者論と医の倫理、臨床検査と薬の知識、医療にかかわる用語、コミュニケーション論） 医療秘書専門教科（医療秘書概論・実務、医療情報処理学、医療関係法規概論、医療保険事務） ※平成26年4月改訂
合格率	──
実施時期	年1回（2月）
受験料	5,000円
試験会場	養成機関の所在地（宮城県、秋田県、群馬県、富山県、福井県、山梨県、静岡県、愛知県、滋賀県、岡山県、広島県、香川県、福岡県、宮崎県）※実施しない会場もあり。
合格について	日本医師会医療秘書認定試験委員会が毎年決める合格基準に基づく。
主宰団体	（公社）日本医師会
問合先	〒113-8621　東京都文京区本駒込2-28-16 TEL03-3946-2121 http://www.med.or.jp/
メモ	かつては県医師会が直接養成を行う通信制があったが、現在は、県医師会が外部教育機関に養成を委託する全日制のみとなっている。

メディカルケアワーカー®（看護助手）検定試験

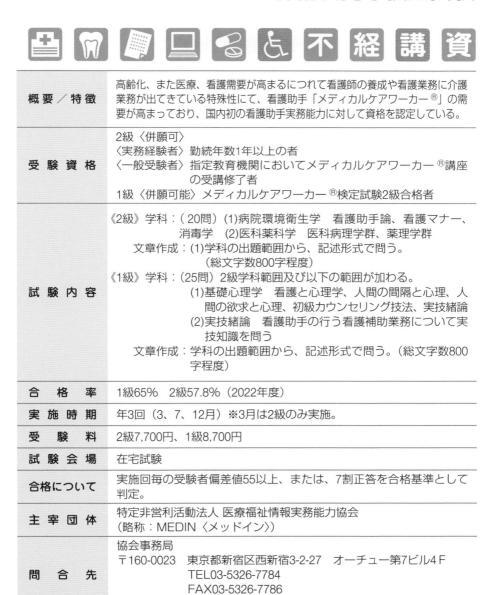

概要／特徴	高齢化、また医療、看護需要が高まるにつれて看護師の養成や看護業務に介護業務が出てきている特殊性にて、看護助手「メディカルケアワーカー®」の需要が高まっており、国内初の看護助手実務能力に対して資格を認定している。
受験資格	2級〈併願可〉 〈実務経験者〉勤続年数1年以上の者 〈一般受験者〉指定教育機関においてメディカルケアワーカー®講座の受講修了者 1級〈併願可能〉メディカルケアワーカー®検定試験2級合格者
試験内容	《2級》学科：（20問）(1)病院環境衛生学　看護助手論、看護マナー、消毒学　(2)医科薬科学　医科病理学群、薬理学群 　　　文章作成：(1)学科の出題範囲から、記述形式で問う。 　　　　　　　（総文字数800字程度） 《1級》学科：（25問）2級学科範囲及び以下の範囲が加わる。 　　　　　　　(1)基礎心理学　看護と心理学、人間の間隔と心理、人間の欲求と心理、初級カウンセリング技法、実技緒論 　　　　　　　(2)実技緒論　看護助手の行う看護補助業務について実技知識を問う 　　　文章作成：学科の出題範囲から、記述形式で問う。（総文字数800字程度）
合格率	1級65%　2級57.8%（2022年度）
実施時期	年3回（3、7、12月）※3月は2級のみ実施。
受験料	2級7,700円、1級8,700円
試験会場	在宅試験
合格について	実施回毎の受験者偏差値55以上、または、7割正答を合格基準として判定。
主宰団体	特定非営利活動法人 医療福祉情報実務能力協会 （略称：MEDIN〈メッドイン〉）
問合先	協会事務局 〒160-0023　東京都新宿区西新宿3-2-27　オーチュー第7ビル4F 　　　　　　TEL03-5326-7784 　　　　　　FAX03-5326-7786 　　　　　　http://www.medin.gr.jp/
メモ	合格者は認定証書及び資格証カード発行手数料として1,540円が必要。

保健医療ソーシャルワーカー認定試験

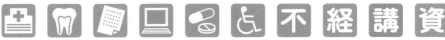

概要／特徴	保健医療ソーシャルワーカーは利用者に寄り添う心とからだのサポーター資格。医療機関・福祉現場・保健所などの医療相談室などに勤務し、患者さまやご家族が抱える心理的・経済的・社会的な問題や不安を専門知識でさまざまな角度から支援を行う。
受験資格	協会指定の大学・短期大学・専門学校において、協会規定科目の単位を取得すること。
試験内容	HPにて確認。
合格率	──
実施時期	年2回（第1回目11月、第2回目1月）
受験料	7,000円
試験会場	指定の大学、短期大学、専門学校
合格について	合格基準：正解率60%以上
主宰団体	一般社団法人医療教育協会
問合先	〒650-0011　兵庫県神戸市中央区下山手通5丁目1-1-602 TEL078-361-7493 http://www.iryo-k.org
メモ	資格認定料として、10,000円が必要。

診療実務士認定試験

概 要 ／ 特 徴	診療実務士は医療事務のスペシャリスト資格。医療用のコンピュタを操作するだけで医療費算定は可能だが、基本ルールを身につけることなく操作するのでは、レセプトチェックも患者さまに説明することもできない。医学医療の知識・医療保険制度の専門的知識や医療関係法規を理解していることを証明する。
受 験 資 格	協会指定の短期大学・専門学校において、「医療管理秘書士」資格取得者・協会が主催する講義にて修了した者が申請して取得できる。
試 験 内 容	HPにて確認。
合 格 率	──
実 施 時 期	年2回（第1回目10月、第2回目1月）実施される。
受 験 料	[医療管理秘書士受験者] 不要　[診療実務士のみ受験する者] 7,000円
試 験 会 場	指定の大学、短期大学、専門学校、一般社団法人医療教育協会指定会場（神戸市）
合格について	「診療実務士1級」⇒「医療管理秘書士」を受験し、得点率が90%以上。 「診療実務士2級」⇒「医療管理秘書士」を受験し、得点率が70%以上。 「診療実務士3級」⇒「医療管理秘書士」を受験し、得点率が60%以上。
主 宰 団 体	一般社団法人医療教育協会
問 合 先	〒650-0011　兵庫県神戸市中央区下山手通5-1-1-602 TEL078-361-7493 http://www.iryo-k.org
メ モ	資格認定料として、10,000円が必要。

ホスピタルコンシェルジュ®検定試験

(出題傾向等の解説は132ページ)

概要／特徴	病院における接遇力と患者様の質問に答えられる医療保険制度や医療費に関する知識を併せ持つ人材を評価し、そのスキルを証明する試験。
受験資格	不問
試験内容	(1)学科試験 ①医療機関における接遇：病院接遇の基本・応用／院内コミュニケーション／電話応対／医事担当者としての心構え／社会人としての一般常識　など ②医療人としての一般常識・専門知識：医療保障制度／医療機関等の概要／医療関連法規／診療報酬等の知識／保険請求の知識／専門用語等の知識／医療機関におけるコンピュータの基本と活用／医療界の動向／原価管理　など (2)実技試験 医療機関における接遇・マナー・医療人としての一般常識・専門知識
合格率	3級70%程度　2級50%程度　1級10%程度
実施時期	3級：毎月　2級：学科試験1・5・9月、実技試験3・7・11月 1級：学科試験6・10・1月、実技試験8・12・3月
受験料	3級：3,300円　2級：学科試験4,400円、実技試験4,900円 1級：学科試験6,500円、実技試験6,500円
試験会場	学科：在宅試験　実技：東京・名古屋・大阪の3会場、またはオンライン
合格について	(1)学科試験 次の各分野で60%以上の得点をし、かつ合計で80%以上の得点 ①医療機関における接遇、②医療人としての一般常識・専門知識 (2)実技試験 次の各分野で50%以上の得点をし、かつ合計で70%以上の得点 ①接遇・マナー　②説明の的確さ（含専門知識）
主宰団体	技能認定振興協会
問合先	〒108-6212　東京都港区港南2-15-3　品川インターシティ C棟12F TEL03-4363-4518　https://www.ginou.co.jp
メモ	※合格者にはホスピタルコンシェルジュ®の認定合格証が交付される。

デンタル・アテンダント検定試験

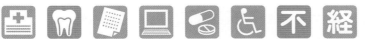

概 要／特 徴	歯科助手資格の中で、唯一実技試験を含む検定試験。歯科医師の監修により、実務に即した内容となっており、歯科医院において歯科医師、歯科衛生士をサポートする戦力を目指す。 「デンタル・アテンダント」の名称及び検定試験内容は商標登録されており、すべての公文書に記載ができる歯科助手検定試験である。
受 験 資 格	学科：不問　実技：学科合格者
試 験 内 容	学科(30分)：①接遇とマナー、②紹介状等の宛名及び休診・休暇のお知らせの書き方／守秘義務について／不潔域／清潔域／廃棄金属、医療廃棄物の処理／保険証の種類と1号用紙／③歯牙、口腔の基礎知識／う蝕の進行と、症状、治療方法／補綴物の種類と、各部の名称／④ユニット（診療台）まわり／準備・清掃について／⑤レントゲンフィルムの種類と、現像器の使用方法、メンテナンス／⑥切削器具とバーの種類（使用する際の組み合わせ／⑦印象採得から、石膏模型の作製まで）／⑧技工指示書の確認と使用単語、略号について／⑨セメントと種類について／⑩光重合ＣＲ充填／⑪オートクレーブ滅菌器と、器具の洗浄～滅菌まで／⑫診療の流れと診療室内での注意点／⑬インストルメントと薬剤／診療内容別準備 実技(60分)：①アルジネート練和→印象／2分以内②石膏注入／3分以内、③セメント練和／1分、④筆記試験(器具の名称等の設問)
合 格 率	──
実 施 時 期	学科：年6回（1、3、5、7、9、11月）実技：年3回（2、6、10月）
受 験 料	学科：郵送3,850円 ダウンロード4,210円（各税込）実技：9,350円（税込）
試 験 会 場	学科：個人受験者はFAX、メールにて、自宅にて受験 実技：全国の指定会場
合格について	──
主 宰 団 体	一般社団法人専門士検定協会
問 合 先	〒171-0021　東京都豊島区西池袋5-17-11　ルート西池袋ビル5F TEL 03-3981-0983　FAX03-5928-5530　http://www.isiyaku.org
メ　　　モ	平成25年1月に「歯科クリニック院内業務マニュアルⅡ」が発売された。

診療情報管理士認定試験

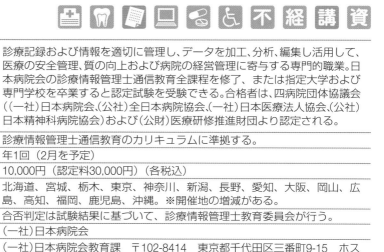

概要／特徴	診療記録および情報を適切に管理し、データを加工、分析、編集し活用して、医療の安全管理、質の向上および病院の経営管理に寄与する専門的職業。日本病院会の診療情報管理士通信教育全課程を修了、または指定大学および専門学校を卒業すると認定試験を受験できる。合格者は、四病院団体協議会（（一社）日本病院会,（公社）全日本病院協会,（一社）日本医療法人協会,（公社）日本精神科病院協会）および（公財）医療研修推進財団より認定される。
試 験 内 容	診療情報管理士通信教育のカリキュラムに準拠する。
実 施 時 期	年1回（2月を予定）
受 験 料	10,000円（認定料30,000円）（各税込）
試 験 会 場	北海道、宮城、栃木、東京、神奈川、新潟、長野、愛知、大阪、岡山、広島、高知、福岡、鹿児島、沖縄。※開催地の増減がある。
合格について	合否判定は試験結果に基づいて、診療情報管理士教育委員会が行う。
主 宰 団 体	（一社）日本病院会
問 合 先	（一社）日本病院会教育課　〒102-8414　東京都千代田区三番町9-15　ホスピタルプラザビル　TEL03-5215-6647（受講生専用）https://jha-e.jp
メ モ	昭和49年から続いており、資格認定者は43,000名超え（2022年現在）。

医療事務検定試験

概要／特徴	医療事務全般の基本的知識と技術が審査される。医療保険制の知識から、医療事務の実践的スキルである医療費算定の知識が問われる。資格取得後は医療機関で即戦力として活躍できる。
受 験 資 格	不問
試 験 内 容	実技：医療費の計算（会計欄）2題（外来1題・入院1題）作成 学科：2題（正誤問題20問、記述式5問）
合 格 率	92.2%（令和2年度実績）
実 施 時 期	協会の通学コース：年6回　通信コース：毎月
受 験 料	7,700円（税込）
試 験 会 場	在宅試験
合格について	合格発表は、試験の約2週間後。
主 宰 団 体	日本医療事務協会
問 合 先	〒160-0023　東京都新宿区西新宿1-23-7　新宿ファーストウエスト7F TEL03-3349-6011　http://www.japanmc.jp/
メ モ	―

医療英会話技能認定

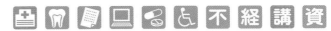

概 要／特 徴	医療機関の受付業務における外国人患者対応で必要となる基礎的な英会話力を評価・認定する。
受 験 資 格	教育機関で、日本医療教育財団が定めた所定の教育訓練ガイドラインに適合するカリキュラムで技能を修得した者。
試 験 内 容	学科：医療英単語、英語表現 実技：ロールプレイング（場面ごとの英語による対応）
試 験 実 施	随時
受 験 料	3,000円（認定料）
試 験 会 場	各教育機関
主 宰 団 体	一般財団法人 日本医療教育財団
問 合 先	〒101-0062 東京都千代田区神田駿河台2-9 駿河台フジヴュー ビル6F TEL03-3294-6624 http://www.jme.or.jp
メ モ	「医療英会話技能認定」は「受験資格」の項にあるカリキュラムで学んだ者がその教育機関で修了試験に合格し、申請すると認定される。

クリニック事務技能認定

概 要／特 徴	診療所における受付業務従事者として受付業務、窓口会計業務など。診療所に特化した知識と技能のレベルを評価・認定する。
受 験 資 格	教育機関で、日本医療教育財団が定めた所定の教育訓練ガイドラインに適合するカリキュラムで技能を修得した者。
試 験 内 容	学科：(1)医療保障制度、(2)診療報酬、(3)保険請求、 　　　　(4)クリニック業務、(5)患者接遇とコミュニケーション 実技：診療報酬明細書の点検
試 験 実 施	随時
受 験 料	3,000円（認定料）
試 験 会 場	各教育機関
主 宰 団 体	一般財団法人 日本医療教育財団
問 合 先	〒101-0062 東京都千代田区神田駿河台2-9 駿河台フジヴュー ビル6F TEL03-3294-6624 http://www.jme.or.jp
メ モ	「クリニック事務技能認定」は「受験資格」の項にあるカリキュラムで学んだ者がその教育機関で修了試験に合格し、申請すると認定される。

医療情報事務士資格認定試験

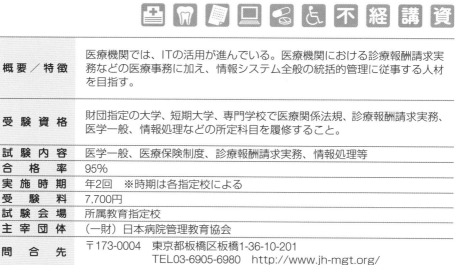

概 要 ／ 特 徴	医療機関では、ITの活用が進んでいる。医療機関における診療報酬請求実務などの医療事務に加え、情報システム全般の統括的管理に従事する人材を目指す。
受 験 資 格	財団指定の大学、短期大学、専門学校で医療関係法規、診療報酬請求実務、医学一般、情報処理などの所定科目を履修すること。
試 験 内 容	医学一般、医療保険制度、診療報酬請求実務、情報処理等
合 格 率	95%
実 施 時 期	年2回　※時期は各指定校による
受 験 料	7,700円
試 験 会 場	所属教育指定校
主 宰 団 体	（一財）日本病院管理教育協会
問 合 先	〒173-0004　東京都板橋区板橋1-36-10-201　　　　　　　　　TEL03-6905-6980　http://www.jh-mgt.org/
メ モ	（資格取得時）認定料11,000円

病歴記録管理士資格認定試験

概 要 ／ 特 徴	病院などの医療機関において、各受診者・患者の診療記録を、医師の指示により、一定方式で一か所に集中管理する重要な仕事である。
受 験 資 格	財団指定の大学、短期大学、専門学校で診療録・病歴管理、医療関係法規・療養担当規則、医学一般などの所定科目を履修すること。
試 験 内 容	診療録管理、医療関連法規、個人情報保護、診療情報、医学一般など
合 格 率	95%
実 施 時 期	年2回　※時期は各指定校による
受 験 料	7,700円
試 験 会 場	所属教育指定校
主 宰 団 体	（一財）日本病院管理教育協会
問 合 先	〒173-0004　東京都板橋区板橋1-36-10-201　　　　　　　　　TEL03-6905-6980　http://www.jh-mgt.org/
メ モ	（資格取得時）認定料11,000円

歯科助手技能認定

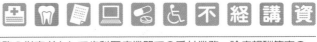

概要／特徴	歯科助手業務の従事者として歯科医療機関での受付業務、診療報酬算定の基礎、診療介助、機器の保守等の知識と技能のレベルを評価、認定する。
受験資格	教育機関で、日本医療教育財団が定めた所定の教育訓練ガイドラインに適合するカリキュラムで技能を修得した者。
試験内容	学科Ⅰ：(1)医療保険制度、(2)高齢者医療制度、(3)公費負担医療制度、(4)介護保険制度、(5)医事法規一般、(6)医事業務、(7)医学一般、(8)薬学一般、(9)診療録、(10)診療報酬算定の基礎 学科Ⅱ：診療介助に係る専門知識
試験実施	随時
受験料	3,000円（認定料）
試験会場	各教育機関
主宰団体	一般財団法人 日本医療教育財団
問合先	〒101-0062　東京都千代田区神田駿河台2-9　駿河台フジヴュービル6F TEL03-3294-6624　http://www.jme.or.jp
メモ	「歯科助手技能認定」は「受験資格」の項にあるカリキュラムで学んだ者がその教育機関で修了試験に合格し、申請すると認定される。

調剤秘書士

概要／特徴	調剤秘書士は保健調剤薬局で薬剤師をサポートする資格。薬剤師が調剤業務や服薬指導に専念できるよう、制度や法規を理解し保健調剤薬局で必要な基礎知識、調剤報酬明細書作成の専門知識を身につけた、上級調剤事務職員資格。
受験資格	受験資格要件なし
試験内容	・医療保障制度、医事関係法規等に関する知識を問う○×問題 ・調剤報酬明細書の作成（1枚）
試験実施	協会規定の試験日、もしくは個人授業の場合は在宅受験が可能。
受験料	7,000円
試験会場	指定の大学、短大、専門学校、その他一般社団法人医療教育協会認定会場（神戸市）、在宅
合格について	合格基準：正解率60%以上
主宰団体	一般社団法人 医療教育協会
問合先	〒650-0011　兵庫県神戸市中央区下山手通5-1-1-602 TEL078-361-7493　http://www.iryo-k.org
メモ	資格認定料として、10,000円が必要。

調剤事務管理士®技能認定試験

（出題傾向等の解説は133ページ）

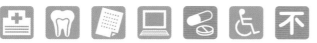

概 要 ／ 特 徴	2001年から実施されている資格。調剤報酬の仕組みに対する理解度と調剤報酬算定のスキルを評価する試験。
受 験 資 格	不問
試 験 内 容	実技：マークシート式。調剤報酬明細書の作成2問。調剤報酬明細書を作成するために必要な知識とスキルが問われる。 学科：マークシート式。法規（医療保険制度、調剤報酬の請求についての知識）、調剤報酬請求事務（調剤報酬点数の算定、薬の基礎知識）に関する理解が問われる。 ※資料などの持ち込み可。計算機を除く電子手帳などの電子機器の使用は不可。 ※実技・学科併せて2時間。
合 格 率	60％程度
実 施 時 期	毎月
受 験 料	6,500円（税込）
試 験 会 場	在宅試験
合格について	合格基準は実技各問60％以上、かつ2問合計で80％以上、学科80点以上。実技・学科ともに合格基準に達した場合に合格と判定。合否は試験実施後1ヵ月以内に文書にて通知。合格者には「調剤事務管理士」の称号が与えられ、認定合格証が交付される。
主 宰 団 体	技能認定振興協会
問 合 先	〒108-6212　東京都港区港南2-15-3 品川インターシティ C棟12F TEL03-4363-4518 https://www.ginou.co.jp
メ モ	※2012年、特許庁より「調剤事務管理士」の商標登録が認められた。

調剤報酬請求事務専門士検定試験

概 要／特 徴	保険薬局で薬剤師をサポートする調剤事務のスペシャリスト、「調剤報酬請求事務専門士」を育成する検定試験。全国延べ500以上の保険薬局での導入実績をもち、昨今ではレセプト会計だけでなく、厚生労働省が公示した「調剤業務の補助」を行う人材としても活躍の域を広げている。
受 験 資 格	不問
試 験 内 容	1級：学科…接遇・薬剤の基礎知識（薬物の使用目的、用法、用量、薬理作用、副作用、禁忌、相互作用等の薬物知識）、医薬品関連法規（調剤薬局における用語、理論、役割等)・医療保険制度、調剤関連法規（医療保険の種類、医薬分業の流れ)・調剤報酬請求（点数算定の正しい知識と解釈）、実技…処方箋3枚の設問箇所点数をもとめる、処方箋1枚調剤報酬明細書作成 2級：学科…接遇・薬剤の基礎知識（薬物の使用目的、用法、用量、薬理作用)・医療保険制度、調剤関連法規（医療保険の種類、医薬分業の流れ)・調剤報酬請求（点数算定の正しい知識と解釈）、実技…レセプト明細書作成 3級：学科…接遇・薬剤の基礎知識（薬物の使用目的、用法、用量、薬理作用)・医療保険制度、調剤関連法規（医療保険の種類、医薬分業の流れ)・調剤報酬請求（点数算定の正しい知識と解釈）、実技…レセプト明細書作成
合 格 率	──
実 施 時 期	年2回（7、12月）
受 験 料	会場＝1級6,380円（税込）、1・2級併願11,110円（税込）、2・3級5,280円（税込）、2・3級併願10,010円（税込） 通信＝2級9,680円（税込）、3級8,580円（税込）、2-3級併願17,710円（税込）
試 験 会 場	1級：会場、2級：会場・在宅を選択、3級：在宅 ※会場は、北海道、関東、中部、阪神、九州地域。
合格について	調剤報酬請求事務専門士検定協会の定める合格基準により判定。結果は試験日から1ヵ月後に郵送で通知。
主 宰 団 体	一般社団法人専門士検定協会
問 合 先	〒171-0021　東京都豊島区西池袋5-17-11　ルート西池袋ビル5F TEL03-3981-0983　http://www.isiyaku.org
メ モ	在宅FAX試験はNTT回線のFAXが必須。他社回線やIP電話回線は不可、詳細は受験票に記載。各種講習会の詳細はホームページを参照。

調剤報酬請求事務技能認定

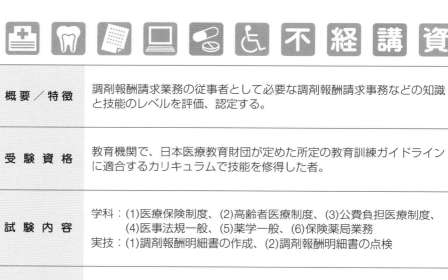

概 要 ／ 特 徴	調剤報酬請求業務の従事者として必要な調剤報酬請求事務などの知識と技能のレベルを評価、認定する。
受 験 資 格	教育機関で、日本医療教育財団が定めた所定の教育訓練ガイドラインに適合するカリキュラムで技能を修得した者。
試 験 内 容	学科：(1)医療保険制度、(2)高齢者医療制度、(3)公費負担医療制度、(4)医事法規一般、(5)薬学一般、(6)保険薬局業務 実技：(1)調剤報酬明細書の作成、(2)調剤報酬明細書の点検
実 施 時 期	随時
受 験 料	3,000円（認定料）
試 験 会 場	各教育機関
主 宰 団 体	一般財団法人　日本医療教育財団
問 合 先	〒101-0062　東京都千代田区神田駿河台2-9 駿河台フジヴュービル6F TEL03-3294-6624 http://www.jme.or.jp
メ モ	「調剤報酬請求事務技能認定」は、「受験資格」の項にあるカリキュラムで学んだ者がその教育機関の修了試験に合格し、申請すると認定される。「調剤報酬請求事務技能認定試験」があるわけではない。

医療保険調剤報酬事務士

概 要 ／ 特 徴	院外処方箋に基づき調剤を行った費用を請求するための調剤報酬明細書を正しく作成できる能力が評価される。主催者の医療保険学院の調剤薬局事務Web講座を受講し、卒業試験に合格すると、認定試験が受験できる。この認定試験合格者が医療保険調剤報酬事務士と認定される。
受 験 資 格	上記参照
試 験 内 容	調剤薬局事務Web講座のカリキュラムに準拠する。
合 格 率	80%〜90%
実 施 時 期	自身の学習進行に合わせて
受 験 料	Web講座受講料19,800円に含まれる。
試 験 会 場	自宅受験
合格について	合格基準は正解率90%前後。
主 宰 団 体	医療保険学院
問 合 先	〒113-0034　東京都文京区湯島3-37-4　HF湯島ビルディング9F　TEL03-3832-6214　http://www.mic-kk.co.jp
メ モ	受講開始から6ヵ月が在籍期間。誰でも受講できる。

医事コンピュータ技能検定試験

（出題傾向等の解説は134ページ）

概 要 ／ 特 徴	1996年から実施。医療事務およびコンピュータの基礎的な知識、レセコンによる正しいレセプト作成能力を問う。準1級、2、3級が実施。
受 験 資 格	不問
試 験 内 容	Ⅰ医療事務、Ⅱコンピュータ関連知識、Ⅲ実技（オペレーション）の3領域。※領域Ⅰ、Ⅲはノート・参考書の持ち込み可。
合 格 率	準1級59.6%、2級68.1%、3級84.1%（令和3年11月）
実 施 時 期	年2回（6、11月）
受 験 料	準1級8,600円　2級7,500円　3級6,400円（各税込）
試 験 会 場	全国の指定会場
合格について	3領域がともに60%以上正解のとき合格。約1ヵ月後に通知。
主 宰 団 体	一般社団法人 医療秘書教育全国協議会
問 合 先	〒134-0084　東京都江戸川区東葛西6-7-5　滋慶ビル2F　TEL03-5675-7077　http://www.medical-secretary.jp/
メ モ	検定試験に対応したテキストが刊行されている。

医事オペレータ技能認定試験

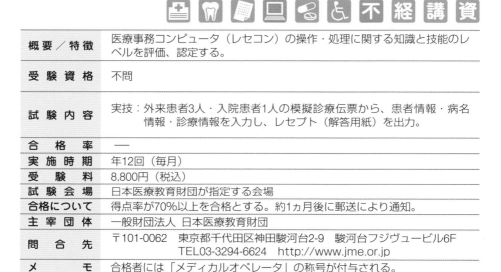

概要／特徴	医療事務コンピュータ（レセコン）の操作・処理に関する知識と技能のレベルを評価、認定する。
受験資格	不問
試験内容	実技：外来患者3人・入院患者1人の模擬診療伝票から、患者情報・病名情報・診療情報を入力し、レセプト（解答用紙）を出力。
合格率	―
実施時期	年12回（毎月）
受験料	8,800円（税込）
試験会場	日本医療教育財団が指定する会場
合格について	得点率が70%以上を合格とする。約1ヵ月後に郵送により通知。
主宰団体	一般財団法人　日本医療教育財団
問合先	〒101-0062　東京都千代田区神田駿河台2-9　駿河台フジヴュービル6F TEL03-3294-6624　http://www.jme.or.jp
メモ	合格者には「メディカルオペレータ」の称号が付与される。

レセプト点検実務士能力認定試験

概要／特徴	請求漏れや返戻を防ぐためレセプトを点検する高い技術と知識が求められており、診療報酬明細書（レセプト）に誤記・計算違い・記入漏れ・算定漏れ・保険の誤りがないかミスを的確に見抜く力を証明。レセプト点検実務士は実力に応じて1級・2級・3級・4級・5級を選択可能な診療報酬明細書点検のエキスパート資格。
受験資格	受験資格要件なし
試験内容	制限時間（80分）内にレセプトをチェックして間違いを記入する。
実施時期	6月・12月
受験料	1級 6,300円　2級 5,300円　3級 4,300円（各税込）
試験会場	指定の大学、短期大学、専門学校、一般社団法人医療教育協会指定会場（神戸市）、在宅受験
合格について	合格基準：正解率70%以上で合格。
主宰団体	一般社団法人　医療教育協会
問合先	〒650-0011　兵庫県神戸市中央区下山手通5-1-1-602 TEL078-361-7493　FAX 078-361-7492
メモ	合格者には認定証を発行する。

メディカル・フロント・コンシェルジュ技能認定

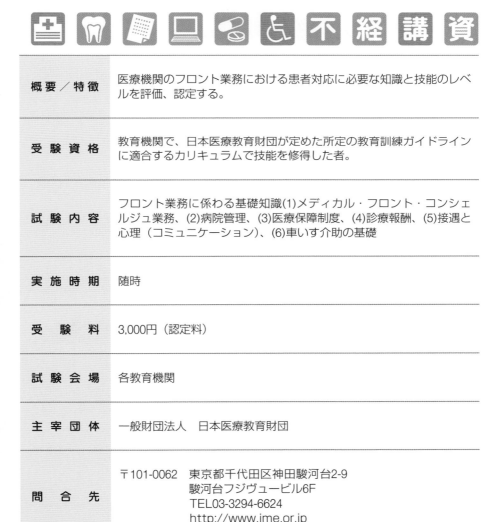

概要／特徴	医療機関のフロント業務における患者対応に必要な知識と技能のレベルを評価、認定する。
受験資格	教育機関で、日本医療教育財団が定めた所定の教育訓練ガイドラインに適合するカリキュラムで技能を修得した者。
試験内容	フロント業務に係わる基礎知識(1)メディカル・フロント・コンシェルジュ業務、(2)病院管理、(3)医療保障制度、(4)診療報酬、(5)接遇と心理（コミュニケーション）、(6)車いす介助の基礎
実施時期	随時
受験料	3,000円（認定料）
試験会場	各教育機関
主宰団体	一般財団法人　日本医療教育財団
問合先	〒101-0062　東京都千代田区神田駿河台2-9 駿河台フジヴューービル6F TEL03-3294-6624 http://www.jme.or.jp
メモ	「メディカル・フロント・コンシェルジュ技能認定」は、所定のカリキュラムで学び、その教育機関の修了試験に合格し、申請すると認定される。

介護事務管理士®技能認定試験

（出題傾向等の解説は133ページ）

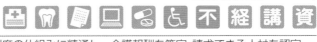

概要／特徴	介護保険制度の仕組みに精通し、介護報酬を算定・請求できる人材を認定。介護サービス提供機関への就業を目指す場合に有資格者は有利。
受験資格	不問
試験内容	実技：マークシート全6問中2問を選択、介護給付費明細の点検（居宅・施設・地域密着型各2問）。学科（マークシート・共通問題と選択問題）：法規、介護給付費単位数や用語など介護請求事務に関する事項。※資料などの持ち込み可。計算機の使用は可。実技・学科併せて2時間。
合格率	約70%
実施時期	毎月
受験料	5,500円（税込）
試験会場	在宅試験
合格について	合格基準は、実技・学科ともに約80%以上、ともに60%以上の得点で、かつ全問題の得点合計が80%以上。実技・学科ともに合格基準に達した場合に合格。1カ月以内に通知。2012年、特許庁より商標登録。合格者には認定合格証を交付。
主宰団体	技能認定振興協会
問合先	〒108-6212　東京都港区港南2-15-3　品川インターシティ C棟12F　TEL03-4363-4518　https://www.ginou.co.jp

介護保険事務管理士資格認定試験

概要／特徴	介護サービスを提供している施設の主要な収入源である介護保険等への介護報酬の請求事務をはじめ、施設内での幅広い事務サービスを担う、やりがいのある仕事です。
受験資格	財団指定の大学、短期大学、専門学校で、介護保険法制度論、介護報酬算定理論・実務の所定科目を履修すること。
試験内容	介護保険制度、介護保険請求実務等
合格率	95%
実施時期	年2回
受験料	7,560円
試験会場	所属教育指定校
主宰団体	（一財）日本病院管理教育協会
問合先	〒102-0072　東京都千代田区飯田橋4-4-9-606　TEL03-3263-8216　http://www.jh-mgt.org/
メモ	（資格取得時）認定料10,800円

ケア クラーク®技能認定試験

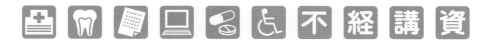

概 要／特 徴	介護事務全般の知識や技能を認定する試験。介護報酬の請求事務や指定申請事務をはじめ、介護保険制度の仕組み、医学一般や高齢者・社会福祉の概論も学ぶ。
受 験 資 格	不問
試 験 内 容	学科：介護事務一般知識 実技：介護報酬請求事務（介護給付費明細書作成）
合 格 率	68.1%（令和4年度）
実 施 時 期	年3回（5、9、1月）
受 験 料	6,900円
試 験 会 場	在宅試験または教育機関。
合格について	学科試験および実技試験の各々の得点率が70%以上を合格とする。当該試験日から約1ヵ月後に郵送により結果通知。
主 宰 団 体	一般財団法人　日本医療教育財団
問 合 先	〒101-0062　東京都千代田区神田駿河台2-9 駿河台フジヴューービル6F TEL03-3294-6624 http://www.jme.or.jp
メ モ	合格者には「ケア クラーク®」の称号が付与される。 ※こちらの情報は、2024年2月現在のものです。2024年7月以降はインターネット試験（I&T方式）が実施されます。試験制度の変更は、日本医療教育財団のホームページをご確認ください。

電子カルテ実技技能検定試験

概 要 ／ 特 徴	電子カルテを作成する実技のみの試験
受 験 資 格	不問
試 験 内 容	診察時における医師と患者とのやり取りをシミュレーション化した問答形式問題を基に、電子カルテシステム（診療所・病院外来用）を操作し、電子カルテを作成する実技のみの試験である。
合 格 率	──
実 施 時 期	年2回（6、11月）
受 験 料	一般の受験者6,300円
試 験 会 場	医療福祉専門学校などの会員校ほか
合格について	配点は60点を満点とし、60%以上正解のときに合格となる。
主 宰 団 体	一般社団法人　医療秘書教育全国協議会
問 合 先	〒134-0084　東京都江戸川区東葛西6-7-5滋慶ビル2F TEL 03-5675-7077 http:www.medical-secretary.jp
メ 　 モ	──

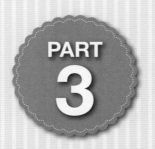

PART 3

資格試験に合格しよう

先輩はこうして
資格を取りました。
資格取得の効果的な勉強法を
教えます。

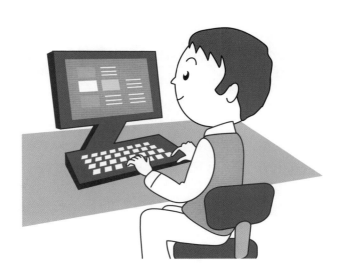

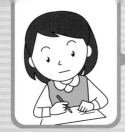

自分に合った勉強法を見つけよう

自分に合った勉強法を見つけて資格取得を目指しましょう。

4つの勉強法

医療事務の資格にはさまざまな種類がありますが、それらを取得するための勉強法は4通りあります。現在の自分の状況や条件に合わせ、次の中から最適のコースを選択しましょう。

1. **通学講座に通う**
2. **通信講座を受講する**
3. **専門学校・短大・大学で学ぶ**
4. **独学で勉強する**

短期間で学べる通学講座

通学講座は短期間での資格取得が目指せる、最も一般的な方法です。独学や通信講座に比べて費用はかかりますが、講師から直接指導を受け、その場で質問もできるので、理解までの道のりがスムーズです。

無理なく通えるところに学校があることが条件となります。社会人向けの夜間・土日コースの授業も用意されています。

自分のペースに合わせて勉強できる通信講座

通信講座では時間や場所の制限が少ないため、自分に合ったペースで資格取得が目指せます。スケジュールの自由度はかなり高くなりますので、そのぶん最後まで勉強をやり遂げる意思の強さが要求されます。

費用は通学講座より手頃な価格に設定されていますが、カリキュラムは通学講座とほぼ同様で、サポートも充実しています。

時間をかけて勉強できる専門学校・短大・大学

専門学校や短大・大学では、1年から4年と長い時間をかけて、じっくりと医療事務の知識が学べます。そのためほかの勉強法に比べると費用はかかりますが、目標とする資格を取得するだけでなく、解剖生理学や薬学などの医学知識や、介護・福祉関係の講義があるなど、短期講座にはないさまざまなカリキュラムがあります。

もっとも経済的に勉強ができる独学

必要な資料やテキストを自分で用意し、独学で資格取得を目指すためには、強い意志と根気が必要です。医療事務は非常に専門性の高い分野なので、初めてこの世界に踏み込むための勉強法としては、あまりふさわしくないかもしれません。

しかし、すでに病院での実務を経験している人や、ある程度の基礎知識のある人にとっては経済的な勉強法だといえます。

	通学講座	通信講座	専門学校・短大・大学	独学
費用の目安	6〜10万円前後	5〜7万円前後（インターネットやビデオ・DVD講座の場合は通学講座と同等の費用がかかる）	専門学校の場合で年間60〜100万円程度。短大や大学の場合はそれ以上	必要な資料代のみ
勉強期間の目安	3ヵ月〜半年	3ヵ月〜半年（講座の有効期間は1年間のものが多い）	1〜4年	学習ペースによって変化する
メリット	●最短での資格取得が目指せる ●サポートが充実している ●講師に直接教えてもらえる ●一緒に勉強するクラスメイトがいる	●時間と場所にとらわれない ●サポートが充実している ●さまざまなコース選択が可能（テキスト/DVD）	●医療事務以外にもさまざまな勉強が可能 ●時間をかけてじっくりと学べる ●設備やサポートが充実している ●就職率が高い	●自分のペースで勉強ができる ●あまり費用がかからない
デメリット	●スクールが近くにないと通えない	●自己管理が難しい	●費用がかかる	●医療事務の知識がないと難しい ●厳しい自己管理が求められる

資格取得の4つの方法　1
通学講座

最短で効率よく
資格取得を目指したい人にふさわしいのが通学講座です。

もっとも効率のよい学習法

　これから医療事務についての勉強を始めようする人は、期待のほかに不安も多く抱えていると思います。

　その点で通学講座は、予備知識を持たない初心者を対象に、短期間で効率よく資格取得が目指せるようにカリキュラムが組まれていますので、ポイントを押さえた効率的な学習が可能です。

クラスメイトとの交流

　同じ目標を持ったクラスメイトたちと交流して、互いに刺激し合いながら学んでいくことは、勉強意欲の維持、推進にもつながります。資格取得後の進路などについてもさまざまな情報交換ができるでしょう。

　将来の夢を語り合うことで目標を明確にすることもできます。

　よい意味での競争ができるクラスメイトを早く見つけることも、通学講座に通うポイントのひとつです。

経験豊富な講師の存在

　目の前に講師が存在し、わからないことはその場で質問できるのも通学講座のメリットです。

　医学用語や医療保険制度の仕組みなど、覚えておかなければならない知識は膨大です。

　各スクールには長年の指導によって積み重ねてきたノウハウが存在しますし、ほとんどの講師は、実際に医療事務の資格を持ち、現場での経験もある方々ですので、要点を抑えた学習が可能です。

費用と受講期間

　通学講座の受講費用は、6〜10万円程度というのが一般的です。別途入学金が必要なところもありますので、問い合わせ時にあらかじめ資格取得までの総額をしっかりと確認しておきましょう。

　受講期間は、全日制の場合で1〜3

ヵ月、夜間や土日など、週1〜2回の受講だと3ヵ月〜半年くらいが目安となります。

学校選びのポイント

医療事務の資格講座は、さまざまな企業や団体が開設しています。選択の幅が広がりサービスの充実もみられるようになった反面、なかにはとても良心的とはいえないような団体が存在することも事実です。

講座選びは資格取得への第一歩ですので、いくつかの講座を比較し、慎重に検討することが大切です。

そこで、電話やインターネット、ハガキなどで、まずは資料を取り寄せましょう。こうした資料は、通常は無料で請求できますので、興味のある講座はどんどん資料請求をしておきましょう。

実際に問い合わせる

資料に目を通したら、電話をかけて実際に問い合わせをしてみましょう。料金や期間の確認、自分の目標とする資格についての相談事項など、資料を読んだだけではわからなかったことを具体的に質問してみます。

電話をかける前に、あらかじめ質問事項をノートに書いておきましょう。

無料見学会や体験授業があれば、できるだけ参加しておきましょう。そうすることによって、実際に行われている授業の雰囲気がつかめます。

また、無料カウンセリングがあれば、これを受けることによって、自分にもっとも適したコースについてのアドバイスも得ることができます。その際、相手の対応が誠実なものであるかもチェックしておきましょう。

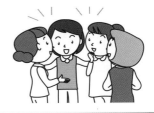

契約前の 要チェック事項 ✓

- [ ] 資格取得までにかかる費用の総額は？
- [ ] 受講後に目指せる資格の種類は？
- [ ] 無理なく通える時間帯に開講しているのか？
- [ ] 講座を欠席した場合のフォローシステムは？
- [ ] 試験に不合格だった場合のサポートはどのようなものがあるのか？
- [ ] オプション講座にはどのようなものがあるのか？
- [ ] 資格取得後の就職の斡旋はあるのか？

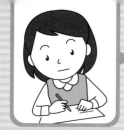

資格取得の4つの方法 2
通信講座

仕事で忙しい人や、自分に合ったペースで
資格取得を目指したい人に合っているのが通信講座です。

時間と場所を問わない勉強法

　通信講座は時間や場所にとらわれないため、日本全国どこにいても、自分の好きなペースで勉強ができることが一番の特徴です。

　仕事や家事が忙しく通学講座に通えない人や、家や会社の近くに教室がない人にとっては、最もふさわしい方法といえます。

充実したカリキュラム

　カリキュラムが充実しているのも通信講座の特徴です。講座の内容は一般的な通学講座と比較してもなんら遜色はありませんし、テキストのみの講座からDVDを使った講座まで、受講料も含めて幅広い選択が可能となっています。最近はインターネットを使った、オンライン授業も普及しており、その場合、受講者からの質問や講師からの添削などは電子メールやチャットで行われています。

費用と受講期間

　通信講座の受講料は、通学講座より低く設定されており、5〜7万円くらいが目安です。ただし、インターネットやDVDによる講座の場合は通学講座と同等、6〜10万円前後を目安にするといいでしょう。

　受講期間は、だいたい3ヵ月〜半年くらいとなります。また、通学講座と違って、受講開始日時が決められていないので、いつからでも勉強を始めることが可能です。

講座選びのポイント

　講座選びのポイントは、通学講座と重なる部分があります。まずは、その講座によって最終的にどんな資格が取得できるのかを調べ、自分に合った講座を選択しましょう。

　通信講座の場合は場所の制約がありませんので、選択肢は通学講座よりむしろ多くなります。

電話で問い合わせる

講座を選んだら資料を請求し（通常は無料です）、わからないことがあればできるだけ電話で問い合わせをして確認しておきましょう。インターネットを使って各学校のホームページを見るなど、事前に調べておくのもよいかもしれません。

通信講座は終了認定試験も自宅で受けられる場合が多いので、最後まで学校に直接行かずにすませることも多く、最初にかける電話での相手の応対などをチェックすることは特に重要です。

通信講座を受講した場合、勉強に関する質問などはメールや電話でやりとりすることになりますから、対応が誠実で、こちらの質問に的確に答えてくれるかが大きなポイントとなります。最初の応答でしっかりと確認しておきましょう。

有効期間と延長期間のチェックは忘れずに

通信講座では自宅での学習が多く、スケジュール通りに勉強が進まなかったり、仕事が忙しくて、期間内に修了できないこともあるかもしれません。

そんなときのためにも、講座の有効期間（1年間有効の場合が多い）や延長可能期間を確認しておきましょう。

あやしい業者に注意する

「在宅でできる仕事を紹介する」ことを条件に教材販売を行う業者があります。しかし、現在は個人情報保護法があるため、病院内の資料を外部に持ち出すことはできません。また、何年も前に作って、今では内容が変わって使用できないものを教材として売っているところもあります。

通信講座の場合は、相手の顔が見えないため、通学などに比べてトラブルが起こる確率は高くなります。十分、注意をしてください。

契約前の　要チェック事項 ☑

☐ 資格取得までにかかる費用の総額は？

☐ 受講後に目指せる資格の種類は？

☐ テキストや副教材の内容はどんなもの？

☐ 納得できなかった場合にクーリングオフは適用される？

☐ 学習内容が理解できなかった場合のサポート内容は（質問の方法・返事がくるまでの期間）？

☐ 添削回数に制限はある？

☐ 試験に不合格の場合のフォローシステムは？

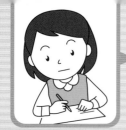

資格取得の4つの方法 3
専門学校・短大・大学

時間をかけてじっくりと勉強したい人に
合っているのが専門学校や短大・大学です。

4年制大学にも医療事務の専門コースがある

　医療事務を学べる教育機関は、これまで、専門学校と短期大学が中心となっていました。

　ところが、最近では、医療の多様化とともに医療事務の電子化・専門化が進み、医学の知識から病院経営についてまで、医療事務員にも、これまで以上に高い見識と能力が求められるようになりました。

　また、そうした人材は、病院だけでなく一般企業からも求められています。

　そこで、4年制大学においても、例えば診療情報管理コース、医療福祉マネジメントコースといった専門コースが、福祉系の大学だけでなく多くの大学で設置されるようになっています。

　専門学校や短大・大学では1年から4年の長い時間をかけてじっくりと勉強をしていきます。そのため、医療事務に関する資格はもちろん、その他の医療・福祉関係から、法規や経営に関する資格まで学べるメリットがあります。

専門学校の2つの系統

　医療事務関連の資格勉強ができる専門学校は、大まかに、医療福祉系とビジネス系の2つに分けることができます。医療福祉系の専門学校では学科やコースの内容が非常に細分化されており、カリキュラムの内容もそれぞれの分野において、より専門性の高いものとなっています。

　また、ビジネス系の専門学校では医療事務に関する知識以外にも、より汎用性の高い一般的なビジネススキルなどが身につけられるよう、カリキュラムが組まれています。

　これまで一般的には高校卒業後の進路のひとつとしてとらえられていた専門学校ですが、最近では社会人になっての即戦力になる、そのために入学する人も増えているようです。また、働きながらでも通えるように夜間コースを設けているところもあります。

医療現場での実習が体験できる

多くの専門学校や短大・大学では、各種医療機関での実習カリキュラムが組まれています。教室だけの勉強ではなく、実際に医療の現場に行くことで、患者さんとの応対を学んだり、会計やカルテ管理などの業務を体験したりします。

そのような実習で得た経験は、将来の希望職種を決めるにあたって非常に貴重な参考材料となるでしょう。

学校によってはグループ内に病院があり、医療現場に直結した教育が行われるなど、ほかではできない専門的な知識や技能を習得できるのも魅力です。

就職率は高いが、学費もそれなりに必要

専門学校や短大・大学では就職に関するサポートが非常に充実しており、合同企業説明会を開いたり、面接マナーに対する個別指導を行ったりしている学校もあります。

また、専門学校には医療関係の求人情報も数多く集まりますので、就職率が90％を超えるところがほとんどです。

ただし、長い時間をかけて専門学校や短大・大学で充実した教育を受けるためには、やはり費用もかかります。

専門学校の場合は、年間で60〜100万円程度、短大・大学では年間で120〜150万円程度（いずれも初年度の費用）は必要であると考えておいたほうがよいので、それなりの準備が必要です。

オープンキャンパスを有効に活用する

最近では、1年を通じてオープンキャンパスを開催する学校が増えています。

こうした説明会を利用して、これから長い時間を過ごすことになる学校を自分の目で見ておくことはとても大切です。学習環境や設備の充実度、授業風景にいたるまで、細かく見学し、実際の雰囲気を感じておきましょう。

契約前の 要チェック事項 ☑

- ☐ 卒業までにかかる費用の総額は？
- ☐ 自分の目標に合った資格が取れる？
- ☐ 社会人でも受講が可能？
- ☐ 夜間のコースもある？
- ☐ 学校設備は充実しているか（満足できるもの）？
- ☐ 授業の雰囲気は？
- ☐ 卒業生の就職先は？
- ☐ 就職へのサポートシステムはしっかりしている？

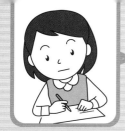

資格取得の4つの方法 4
独学

ある程度の基礎的な知識を持った人向きですが、
なかには独学で勉強しやすい資格もあります。

マイペースで勉強できるが一緒に勉強できる人も必要

独学で資格取得を目指すメリットは、時間や場所にとらわれずマイペースで勉強できることと、通学や通信講座を受講することに比べて経済的な負担が少なくなることの2つです。

しかし、医療事務の勉強をするためには、まず診療報酬点数表を理解することが不可欠となりますが、これはある程度の基礎知識や実務経験のある人でないと非常に困難な作業です。

医療事務の知識がまったくない人がすべての勉強をたった一人で行うためには、相当な時間と覚悟が必要です。

すでに医療機関に勤めているなら、先輩に聞くという方法もありますが、そうでなければ、ぜひ、一緒に勉強できる仲間をつくりたいものです。

まずは目指せる資格を選ぶ

医療事務の資格の中には、特定講座を修了していなければ受験できないものもありますので、独学で資格取得を目指す場合、まず、受験資格が「不問」であることが条件となります。

また、資料やテキストが比較的みつけやすい資格を選ぶことも重要です。例えば、医療秘書技能検定試験や診療報酬請求事務能力検定試験などは過去問題集や参考書なども多く出されていますので、独学での勉強がやりやすいといえます。

目標までのスケジュールを立てる

独学で勉強する場合は時間の制約というものがまったくありませんので、きちんと自己管理しておかないと、ついつい「いつかやるからいいや」というような考えに陥りがちです。

漠然とした目的意識では、いつまでたっても資格取得への道は遠のくばかりですし、勉強途中での挫折にもつながりかねません。試験日から逆算した無理のない勉強スケジュールを組み立て、それに沿ってしっかりと自己管理しながら勉強していきましょう。

通学講座や通信講座と違い、独学の場合、試験に関する最新情報を得にくいというデメリットがあります。医療事務に関連する法律や制度などは一定期間ごとに改定されていきますので、そういった情報はインターネットや新聞を細かく読むなど、こまめにチェックしておきましょう。

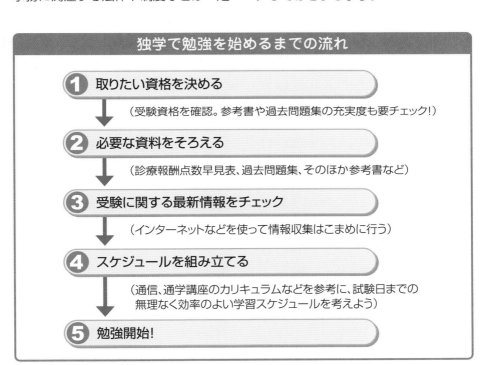

独学で勉強を始めるまでの流れ

① 取りたい資格を決める
（受験資格を確認。参考書や過去問題集の充実度も要チェック!）

② 必要な資料をそろえる
（診療報酬点数早見表、過去問題集、そのほか参考書など）

③ 受験に関する最新情報をチェック
（インターネットなどを使って情報収集はこまめに行う）

④ スケジュールを組み立てる
（通信、通学講座のカリキュラムなどを参考に、試験日までの無理なく効率のよい学習スケジュールを考えよう）

⑤ 勉強開始!

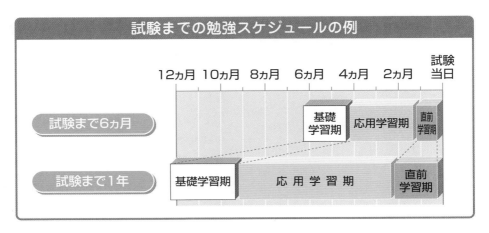

試験までの勉強スケジュールの例

| | 12ヵ月 | 10ヵ月 | 8ヵ月 | 6ヵ月 | 4ヵ月 | 2ヵ月 | 試験当日 |

試験まで6ヵ月 — 基礎学習期／応用学習期／直前学習期

試験まで1年 — 基礎学習期／応用学習期／直前学習期

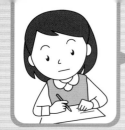

公共職業訓練で医療事務の勉強をしよう

**転職、キャリアアップを目指す人に朗報。
医療事務の勉強ができてお金ももらえる。**

職業訓練では手軽に医療事務の訓練を受けられる

国や都道府県では、求職中の離職者だけでなく、在職者、学卒者を対象に公共職業訓練を実施しています。この公共職業訓練には、医療事務、調剤事務、介護事務、パソコン医療事務などの医療事務の講座も行われています。訓練は、職業能力開発校での教育訓練や、各種学校や専門学校、事業主団体等の民間企業への委託によって行われています。

受講費用は、無料もしくは格安で、求職中であれば失業手当だけでなく、技能習得手当を受給しながらの受講もできますので、生活面でも安心して訓練が受けられるようになっています。

訓練期間は講座によって違いはありますが、3～4カ月の場合が多く、この受講期間内に医療事務の資格取得を目指すなど、実務能力を身につけることになります。さらに、受講者に対しては、医療事務の訓練だけでなく、就職相談、面接指導、求人情報の提供も行われていますから、受講しながらの求職活動も可能です。

自宅からインターネットで講座を探すことができる

職業訓練の申し込みは、居住地を管轄するハローワーク（公共職業安定所）で行いますが、その講座の期間や内容等の詳細は訓練コースごとに異なります。

全国で実施されている講座については、高齢・障害・求職者雇用支援機構のホームページから検索することができますので、自分に合った講座を自宅で居ながらに見つけることができます。

> ハローワークインターネットサービス
> https://www.hellowork.go.jp/
> 全国ハローワークの所在案内
> https://www.mhlw.go.jp/kyujin/hwmap.html
> 高齢・障害・求職者雇用支援機構ホームページ
> https://www.jeed.go.jp/

在職者も職業訓練を受講できる

国と都道府県は、離職者、在職者、学卒者に対する公共職業訓練を実施しています。

雇用保険受給者は、ハローワークからの受講のあっせんを受けて、公共職業訓練（離職者訓練）を受講することができます。

主婦や個人事業主（フリーランス）

などの雇用保険を受給できない求職者は、求職者支援訓練として就職に必要な技能や知識を習得するための職業訓練を受講することができます。

この在職者訓練と学卒者訓練は、公共職業能力開発施設で直接、受講申込みを受け付けています。

教育訓練給付金って？

勉強をして受講料の一部を国からも

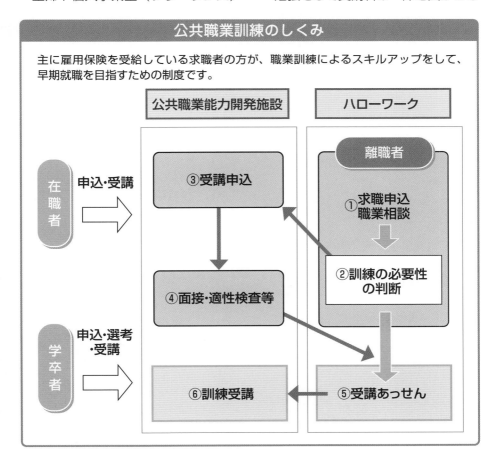

公共職業訓練のしくみ

主に雇用保険を受給している求職者の方が、職業訓練によるスキルアップをして、早期就職を目指すための制度です。

らえるのが「教育訓練給付制度」です。

　これは、厚生労働大臣から「講座指定」されている通学・通信講座を修了すれば、受講者が教育訓練機関に支払った受講費用の一部がハローワークから支給されるものです。給付金対象となる訓練は3種類あり、一般教育訓練の場合は、受講費用の20%（上限10万円）が支給されます。専門実践教育訓練など、そのレベルに応じて支給額が変更しますので、受講を検討している講座が厚生労働大臣から「指定口座」されているか、どのレベルかを、教育訓練講座「検索システム」で確認してください。

給付制度の対象者とは？

　「教育訓練給付制度」の対象となるのは次のような人となります。
①3年以上「雇用保険の一般被保険者」であること。ただし、初めて支給を受けようとする場合は、当分の

間は1年以上とされています。
②「雇用保険の一般被保険者」資格を喪失した場合、講座の開始日が資格喪失日から1年以内であること。
③過去に「教育訓練給付金」を受給していないこと⇒過去に受給した場合は、それ以降に3年以上の「雇用保険の一般被保険者」期間があること。

受給手続きは？

　手続きは、講座の受講終了後に行いますが、受講終了日翌日から1ヵ月以内に支給申請手続きを居住地管轄のハローワークで行わなければなりません。

　申請書の提出は、必ず本人が出向いて申請する必要があります。

詳しくは**教育訓練給付制度の公式サイト**をご覧ください
http://www.kyufu.mhlw.go.jp/

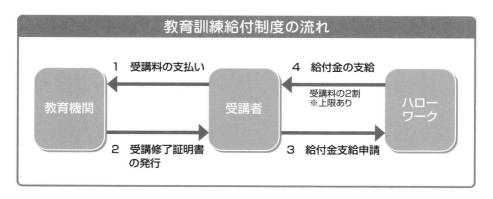

教育訓練給付制度の流れ

1　受講料の支払い　　　　　4　給付金の支給

受講料の2割
※上限あり

教育機関　　　　受講者　　　　ハローワーク

2　受講修了証明書の発行　　3　給付金支給申請

| 私はこうして 資格を取った | # 教科書を繰り返し読み込むことから |

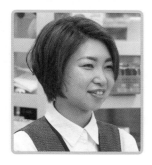

●調剤薬局勤務　白石敦美さんの場合

現在、調剤薬局に勤めている白石さんは、専門学校で医療事務の資格（診療報酬請求事務能力認定試験）を取得後、医療事務員として病院に勤めました。専門学校では、3カ月という短期で集中的に医療事務の勉強をしたといいます。

医療事務には、それまでの学校での勉強とは異なり、独特の用語、考え方があり、白石さんは、初めは、それにとても戸惑ったといいます。そこで、まず、テキストを繰り返し読み込むことから始めました。わからないところをノートに書きだして、先生に質問をするようにしました。こうして、医療事務の考え方がなんとなくわかったと感じるようになると、それからの勉強がずいぶんはかどるようになったといいます。

医療保健制度については、初めから、細かな規定を覚えようとすると行き詰まってしまいますから、まず体系的におおまかな構造を理解することがポイントだといいます。医学知識については、学校で教えられたように、教科書の知識を完全に身につけるように心がけたといいます。

筆記試験は択一式ですから、過去の出題問題や練習問題を数多く解いていくうちに、理解も深まったといいます。

実技試験では、診療報酬点数表の持ち込みができますから、点数表を覚える必要はありません。点数表は、普段から繰り返し見ることで、どこに何がのっているか、目的のページをすぐに開けるようになります。試験では、点数表から必要な情報をみつけるスピードがポイントになります。

白石さんは調剤薬局の医療事務員として勤めてから、登録販売者の資格を取得しました。これからは医療事務員であっても薬剤師の補助的な業務が可能になるので、その時のためにも、一般用医薬品の販売ができる資格である登録販売者を取得しておこうと考えたといいます。

勉強で培った集中力が仕事に生きる

● 病院勤務 事務部医事課 外来リーダー・安間知美さん 病院勤務 事務部医事課 入院リーダー・相馬亜樹子さんの場合

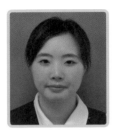

安間さんは、現在の病院に努めて15年ですが、その前は大学病院に契約事務職員として勤めていました。

大きな病院は分業制で外来の業務は患者さまの受付対応に限られます。専門学校で得た医療事務の知識を活かしたいと思い、現在の春山記念病院に転職しました。春山記念病院での仕事は、窓口業務から電話対応、会計入力、レジ作業と幅広く、特に気を使うのがレセプトの点検です。記入漏れなどのミスがあると、レセプトが返戻され、入金が遅れてしまうので、毎日が勉強ですが、専門学校の基礎知識が活かされています。当院は外国籍の患者さまも多く、その対応も大変です。説明にはわかりやすさが必要とされ、身振り手振りを交えて行うこともしばしばです。また、受付は、丁寧な対応でしかも待たせないことが必要されます。なかなかハードルの高い仕事ですが、デスクワークから患者さまの対応まで充実した仕事に巡り合ったと思います。

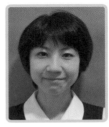

相馬さんが行う医療事務の仕事は、入退院の手続きから、レセプト業務やカルテの管理などです。入院担当となると、さらに、患者さま対応まで多岐に渡りますが、医療事務に携わるのに特別な資格は必要としません。難しいと思われがちな医療業界の中でも医療事務は比較的始めやすい仕事です。それでも一般事務とは違う専門的な知識やスキルが必要となります。相馬さんは、日本医療事務協会の通信講座を受講、医療事務を基礎から学び、検定試験に合格してこの世界に入ってきました。医療事務の仕事に携わって15年、春山記念病院に勤務して8年のベテランになりますが、難しい問題に対応せざるを得ない状況に置かれることが多くあるといいます。しかし、この仕事は、基本知識があれば、日々の経験でスキルアップができ、同時に自分自身を成長させる、やりがいのある仕事だといいます。

私はこうして資格を生かす
私たちはこうして医療事務を身に着けた

●請負　㈱TMPのみなさん

五十嵐美佳さん

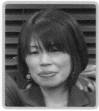

　レセプトチェックのポイントは、集中と脱力の切り替えをスムーズにできることです。ずっと集中を続けることはどうしても難しいし、集中が切れたときにチェック漏れが起きやすいといえます。

市原佑香さん

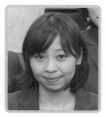

　レセプトには医院さまによる違いもあれば、先生による違いも反映するから、まずは、その違いを把握したうえでなければチェックをしていても混乱してしまいます。

三田志信さん

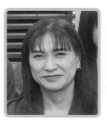

　誤入力にもさまざまなパターンがあり、レセプトを見ているだけでは気づきにくいものもあります。患者さまの情報と診療行為に整合性がとれているか、大きな観点からのチェックも必要です。

海老沼敦子さん

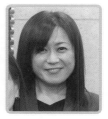

　医療事務は、いつでもマイペースで勉強できることがほかにはない特徴です。レセプトのルールは全国共通ですから、基本をきちんと身につければ、どこでも勉強することができます。

魚谷美嘉さん

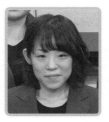

　月末から月初は、どうしてもチェックするレセプトの量が増えてきます。効率よくチェックをするためには、チェックポイントを決めてこれを外さないようにすることです。

山本遙美さん

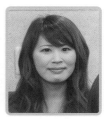

　忙しいときはどうしても長時間の業務になりますが、仕事は大変でも楽しく仕事ができるので、負担とは感じていません。職場でのコミュニケーションも重要だと思います。

患者さんからの質問で
勉強の進み具合を試される

●歯科クリニック勤務　横森美由紀さんの場合

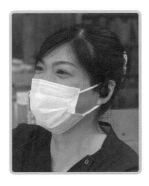

横森美由紀さんは、山手台クリニック歯科外来に10年前から歯科助手として勤めています。

募集時の採用条件に資格を問わないとあったことから勤めながらの資格取得を目指して応募しました。

クリニックでは受付からカルテの管理・整理、診療補助までさまざまな業務がありますが、毎日の忙しい業務のなかで、勉強を続けています。

当初は、資格取得のために夜間の通学も検討しましたが、通学時間の関係からも勤めながらの通学では仕事に支障をきたすのではと、独学での資格取得を目指しました。

医療事務の勉強は、主に仕事を終えてからの帰宅後が中心となりますが、帰宅後の勉強でわからなかったことは、翌日、クリニックで医師や先輩に尋ねるようにしています。

住宅街にあるこのクリニックでは、日曜日も診療を行っており、歯科医師、歯科衛生士をはじめスタッフの数が多いことが特徴です。

横森さんも歯科医師、歯科衛生士と一体となってチームを組み、患者さんに接しています。

身近にいるこうした専門家から直接、医療に関する疑問を解決してもらえるのは大きなメリットです。

チームのスタッフの間には分け隔てがなく、定期的に医師とともに勉強会が行われているので、独学では知ることのないような専門知識まで学ぶことができます。

こうして現場の仕事を通じて勉強を続けている横森さんですが、勉強の進み具合を試されるのが、患者さんから質問を受けるときだそうです。

患者さんからの質問に適切に答えられたときには「実力がついてきた」と自信となりますが、十分に答えられなかったときには、勉強不足の箇所が明確にできるので、患者さんに感謝するといいます。

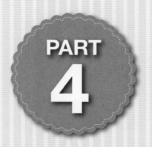

PART 4

医療事務の仕事に就こう

仕事の見つけ方から
履歴書の書き方、面接まで
あなたにピッタリの方法を
教えます。

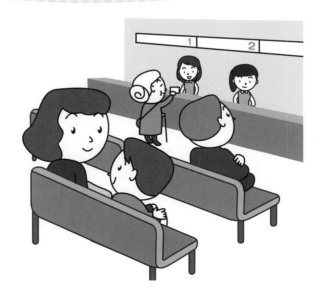

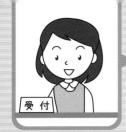

求人情報は
こうして見つけよう

情報入手先あれこれ。
ハローワーク、派遣、ネット、専門学校、スクール……

あなたの目的は？

　ひとくちに医療事務といっても、その中身はさまざま。まずは、あなたの目的や条件を明確にしておきましょう。

　今は、インターネットが普及して、さまざまな医療施設の情報を得ることができます。

　専門学校やスクール、医療事務関連のホームページのURL、資格についての情報を活用してみてください。

　例えば、お給料はいいけれど仕事がきつそう、大病院で知名度は高いしチャンスも広がりそうだけれど希望の部署に行かれないかも、自分の今までのキャリアは生かせるけれど新たに学べることは少ないかも……。

　いろいろ調べていくと、こうしてさまざまな心配ごとが出てくるかもしれません。

　そんなときは、もう一度自分の優先度と照らし合わせて吟味してみてください。だんだんと絞り込めてきます。

　社会人としてどこかで働いた経験の

ある人は特に、自分は何を求めているのか、わかってきていると思います。それを生かせば、主観だけで目標を絞り込みすぎることもありません。自分は患者さんに対して何をしたいのか、何ができるのかを常に頭においてください。

まずは一般的な方法から

　医療事務の求人情報を探すにも、新聞や雑誌（求人情報誌）が役立ちます。また、ハローワークやインターネットの求人サイトでもさまざまな求人情報を得られます。

　特に、医療機関がハローワークを利用して求人を出しているケースはとても多いので、これを利用しない手はありません。

　ハローワークでは、「地域の総合的雇用サービス機関」として、さまざまなサービスを無料で提供しています。

（1）窓口での職業相談・職業紹介

　就職相談はもちろん、希望の仕事が見つかった場合、そこへ紹介してくれ

ます。

(2) 求人情報の提供

　管轄地域だけでなく、近くのハローワークの求人についても公開しており、求人自己検索パソコンのオンラインシステムを使って、他の地域の仕事を探すことも可能です。

　職種・地域ごとのファイリング、新着求人の展示など、いろいろな工夫がなされています。

(3) 雇用保険の給付

　離職し収入が無い場合には、ハローワークを利用しましょう。生活の心配なく新しい仕事を探し、1日も早く再就職できるよう、失業給付金などを支給してもらえます。

(4) そのほかのサービス

　そのほかハローワークでは、希望する職業の平均賃金や求人求職状況、必要な資格・経験、そのための能力を身につけるための訓練コースなど、仕事に関する幅広い情報提供がなされています。

就職先選びのチェックリスト

医療事務の中でも、特に興味のある業務

（　　　　　　　　　　　　　　　　　　　　　　　　）

通勤時間	□時間□分
就業形態	週（　）日勤務 □週休2日制　□シフト制（平日休み）　□土日中心
通勤時間	□時間□分
お 給 料	月・日・時給（　　　　　　　　）円
経　　験	（　　　　　　　　　　　　　　　　　　　　　　）
規　　模	□病院　□診療所・クリニック　□歯科　□調剤薬局 □その他
残　　業	□あり　□なし
その他	□新規開業　□（　　　　　　　　　　　　　　）

派遣での就業チャンスも広がっています

　派遣で医療事務に従事する人も増えています。派遣会社では詳細な希望を確認して、それに合った職場を紹介してくれます。医療・福祉関連に強い派遣会社も多くあるので、インターネットなどで検索してみてください。

　派遣であれば、さまざまな職場を体験するチャンスも広がります。

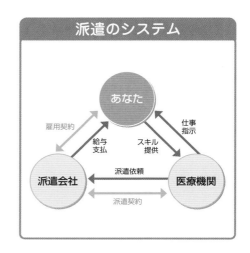

派遣のシステム

◇求人情報の例◇

年齢	賃金	就業時間	休日	職種／主な免許資格	仕事の内容／就業場所
不問	200,000〜300,000	09:00〜18:00	土・日	事務（医療）	電話対応 東京都大田区
不問	180,000〜220,000	08:45〜18:45	水・祝他	受付医療事務	診療所における受付 東京都中野区
不問	180,000〜200,000	09:00〜17:30	土・日・祝	医療事務	歯科レセプト審査業務 東京都新宿区
不問	185,000〜215,000	09:00〜20:20	土・日・祝	受付事務	受付及び診療の準備や後片付け 東京都渋谷区
59歳以下	225,000〜283,333	09:00〜17:00	土・日・祝	医療事務（薬局）	処方せん・レセコン入力、調剤補助 東京都練馬区
不問	225,000〜283,333	09:00〜17:30	土・日・祝	医療事務	在宅医療のクリニックにおける 東京都豊島区
不問	176,000〜176,000	10:00〜18:00	土・日・祝	受付　医療事務	受付強化のためのスタッフ募集 東京都中央区
不問	170,000〜220,000	09:00〜18:00	土・日・祝	（要経験）事務職員	医療保険請求業務 東京都三鷹市
不問	200,000〜250,000	09:00〜18:30	日・祝他	医療事務	医療事務、事務一般、受付、電話 東京都新宿区
45歳以下	190,000〜190,000	10:00〜19:00	水・日	受付事務	内科・外科・乳腺科・肛門科 東京都品川区
不問	150,000〜220,000	09:00〜19:00	水・日・祝	受付・医療事務	レセコンへの入力 東京都目黒区
不問	240,000〜290,000	09:00〜19:00	木・祝他	医療事務（事務次長候補）	・医療事務　・事務部門全体 東京都杉並区
64歳以下	200,000〜250,000	09:00〜19:00	木・祝他	医療事務	受付・医療事務 東京都杉並区

疑問はすべて解決して！

専門学校や短大、一般のスクールで医療事務を学んでいるのであれば、そこから求人情報が得られますので、いろいろと相談をしてみてください。

さて、実際に気になる医療機関に連絡する際にも、最初の問い合わせの話し方や応募書類が重要なポイントになります。電話での問い合わせや面接の際に、気になることがあればすべて確認するようにしましょう。

そのためにも、電話の前に疑問点をメモにまとめておきましょう。

インターネットの普及と発展にともなって、最近では検索エンジンを使った求人情報サイトも出てきました。

検索エンジンを使ったサイトとは、自動的にさまざまなホームページを巡回して情報を収集し、それを掲載しているホームページのリンク集のことです。つまり、医療施設が開設しているホームページ上で求人募集を掲載していれば、検索エンジンがその情報を収集して掲載するというわけです。

気をつけなければいけないのが、情報が古くなっているものも掲載されている可能性があるということ。募集締め切り日などをよく確認しましょう。

求人情報サイトの例	
ハローワーク インターネットサービス	**hellowork.mhlw.go.jp**
ヒューマンリソシア	**resocia.jp**
グッピー	**guppy.jp**
マイナビ転職	**tenshoku.mynavi.jp**
女の転職type	**woman-type.jp**
仁王 nioh.jp	**nioh.jp**

応募書類は こう書こう

履歴書と職務経歴書の達人に！
表書き（添え状）も心をこめて……

履歴書の書き方

まずは、履歴書を書きましょう。「医療事務」という職業柄、書類の書き方は重視されることが想定されます。そこで、黒色のペンかボールペンで、しっかりていねいに書いてください。特に指示されていなければ、手書きが無難です。しかし、最近はWeb申請や事前にインターネットで履歴書を送るようにしている病院もあり確認が必要です。

一番のポイントとなるのは、自己紹介の部分です。「免許・資格」は正式な年月と名称を書いてください。医療事務関連の資格には、名称が似ているものも多くあるので要注意です。

また、直接関連がないと思われるような免許・資格もアピールポイントになり、「そういったことにも興味があるのか」と好意的にとらえられたり、話がふくらむきっかけになることもあります。

「趣味・特技・得意科目」では、医療事務職員としては趣味などの記述から、人間性や性格を判断されることもあるので、ここもきちんと記入します。ボランティアや介護などの関連性の高いものはもちろん、音楽鑑賞やスポーツなどであっても、豊かな感性や健やかな心身、周囲への心配りなどをアピールするチャンスにつながってくることもあるので必ず記入しましょう。

志望動機が重要

最重要項目が、「志望動機」です。医療事務職またはその職場に対するあなたの正直で真っ直ぐな気持ち、メッセージを伝える大切な欄になります。

例えば、過去のこうした経験が生かせる、現在こういったことを勉強している、採用が決まったらこんなことに力を注ぎたい、ゆくゆくはこうしたこともできるようになりたいと考えているなどの熱意を、ここにこめましょう。

最後の「希望記入欄」には、これだけは譲れないという条件があれば、書いておいてください。

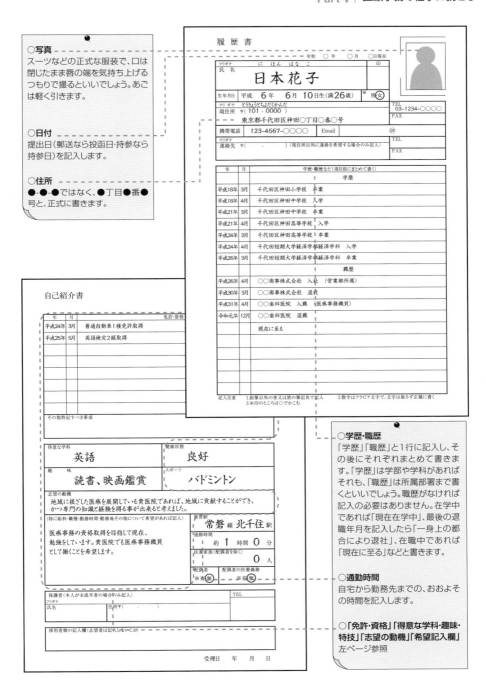

○**写真**
スーツなどの正式な服装で、口は閉じたまま唇の端を気持ち上げるつもりで撮るといいでしょう。あごは軽く引きます。

○**日付**
提出日(郵送なら投函日・持参なら持参日)を記入します。

○**住所**
●-●-●ではなく、●丁目●番●号と、正式に書きます。

履歴書

令和 ○年 ○月 ○日現在

氏名 **日本花子** (フリガナ にほん はなこ)

生年月日 平成 6年 6月 10日生(満26歳) 男女

現住所 〒101-0000 東京都千代田区神田○丁目○番○号
TEL 03-1234-○○○○

携帯電話 123-4567-○○○○ Email @

年	月	学歴・職歴など(項目別にまとめて書く)
		学歴
平成18年	3月	千代田区神田小学校 卒業
平成18年	4月	千代田区神田中学校 入学
平成21年	3月	千代田区神田中学校 卒業
平成21年	4月	千代田区神田高等学校 入学
平成24年	3月	千代田区神田高等学校 卒業
平成24年	4月	千代田短期大学経済学部経済学科 入学
平成26年	3月	千代田短期大学経済学部経済学科 卒業
		職歴
平成26年	4月	○○商事株式会社 入社 (営業部所属)
平成30年	3月	○○商事株式会社 退社
平成31年	4月	○○歯科医院 入職 (医療事務職員)
令和元年	12月	○○歯科医院 退職
		現在に至る

記入注意 1.鉛筆以外の青又は黒の筆記具で記入 2.数字はアラビア文字で、文字は崩さず正確に書く 3.※印のところは○でかこむ

自己紹介書

年	月	免許・資格
平成24年	3月	普通自動車1種免許取得
平成25年	5月	英語検定2級取得

その他特記すべき事項

得意な学科	健康状態
英語	良好
趣味 読書、映画鑑賞	スポーツ バドミントン

志望の動機
地域に根ざした医療を展開している貴医院であれば、地域に貢献することができ、かつ専門の知識と経験を得る事が出来ると考えました。

(特に給料・職種・勤務時間・勤務地その他について希望があれば記入)
医療事務の資格取得を目指して現在、勉強をしています。貴医院でも医療事務職員として働くことを希望します。

最寄駅 **常磐**線 北千住 駅
通勤時間 約 1 時間 0 分
扶養家族(配偶者を除く) 0 人
配偶者 ※有無 配偶者の扶養義務 ※有無

保護者(本人が未成年者の場合のみ記入)
氏名 住所〒(-) TEL

採用者側の記入欄(志望者は記入しないこと)
受理日 年 月 日

○**学歴・職歴**
「学歴」「職歴」と1行に記入し、その後にそれぞれまとめて書きます。「学歴」は学部や学科があればそれも、「職歴」は所属部署まで書くといいでしょう。職歴がなければ記入の必要はありません。在学中であれば「現在在学中」、最後の退職年月を記入したら「一身上の都合により退社」、在職中であれば「現在に至る」などと書きます。

○**通勤時間**
自宅から勤務先までの、おおよその時間を記入します。

○**「免許・資格」「得意な学科・趣味・特技」「志望の動機」「希望記入欄」**
左ページ参照

職務経歴書の書き方

職務経歴書は、これまでの職務経験をアピールするための資料です。

基本的には、時系列に見やすくわかりやすく記述する必要があります。

いつ・どこの会社や医療機関で・どのような配属や職種で・何をしていたのかを書くとよいでしょう。

そこで有効なのが数値です。実績などが数値で示せれば、大きな説得材料となり、わかりやすさにつながります。

成功体験については、このような経験からこのような結果を生むことができた、というような内容をわかりやすく示しましょう。

ただし、成功につながるエピソードほど、客観的に書くのがポイント。前述の数値の利用はもちろん、患者さんやお客さまにこのような評価をいただいた、というようなことを、できるだけ具体的に示しましょう。

失敗体験も、アピールポイントとして利用することもできます。そこから自分が何を学び、どう生かしたのかを記述するのです。

職務経歴書は、パソコンで作成してもよいケースもありますが、これについては応募前にしっかり確認しておきましょう。

レイアウトにもひと工夫

枚数はA4サイズで1〜2枚程度にまとめるといいでしょう。あまり長くてもていねいに読んでもらえません。

その際、レイアウトに統一感をもたせると、見やすくなります。

また、文章は簡潔に、箇条書きで書きましょう。

自己PRの内容としては、収集した情報を生かして書くのもおすすめです。例えば、「お子さまの多い歯科だとお聞きしているので、私の子育ての経験も生かしながら、適切なアドバイスができればと思っています」といったように、具体的に書ければ、採用担当者も、職場に入ったあなたが活躍する様子が思い描けるでしょう。

表書き（添え状）も忘れずに！

書類を郵送するなら、表書き（添え状）をつけて、誠意をアピールしましょう。正式な宛名（所属・担当者の氏名）、日付を入れ、拝啓からはじまり敬具で終わる公式の手紙文、もしくは正式でなくても自分の思いを一筆添えましょう。

もちろん日付や名前は職務経歴書にも明記してください。

職務経歴書

日本花子
令和○年○月○日作成

職務経歴

●○○商事株式会社
〔資本金〕3000万円 〔従業員数〕30人 〔売上高〕2億円
〔事業内容〕食品一般卸販売
平成25年4月 ○○商事株式会社 入社 （営業部所属）
平成29年3月 ○○商事株式会社 退社
●医療法人○○会
〔職員数〕5人 〔患者数〕50人／日 〔事業内容〕歯科医院
平成30年4月 ○○歯科医院 入職 （医療事務職員）
令和元年12月 ○○歯科医院 退職
現在に至る

> 勤め先企業の資本金や従業員数など具体的な数値をあげることで、これまでの仕事内容がより明確に相手に伝わります。

実績・特筆すべき事項

○○商事株式会社において
平成○年10月 小売店の卸販売担当となる。
平成○年4月 優秀営業担当トップ10に選ばれる。
○○歯科医院において
医療事務職員として受付事務、歯科助手等を担当

> 仕事での実績でも具体的な数値をあげるとより明確に相手に伝わります。

取得資格・スキル

平成24年3月 普通自動車1種免許
平成25年5月 英語検定2級

自己PR

私は人と接する仕事として営業職に憧れがあり、○○商事株式会社で営業職を経験しました。同社での業務であったお得意先の新規開拓は、自身の人格を磨く貴重な体験となりました。
そうしたなかでもかねてから医療に関する仕事に就きたいという希望があり、○○歯科医院に勤務、医院で患者さまの笑顔に接することに大きな喜びを感じました。
こうした経験は貴医院における業務でも十分に生きるものと考えます。

> 自己PRでは、これまでの実績をもとに具体的にどう貢献できるかを書きましょう。

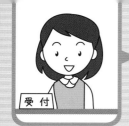

受付

一般教養も おろそかにできない

普段からの積み重ねがポイント。
まず、毎日、新聞に目を通す習慣を……

新聞を読もう！

「一般教養」といわれても、漠然としたイメージしか抱けない、そんな人も多いかもしれません。

しかし、採用試験では一般教養を出題する病院があったり、またそれ以外でも面接などの会話の端々で一般教養の知識が問われます。

あなたは毎朝、新聞に目を通していますか？　もちろん全ページをくまなく読む必要はありませんし、ほかにも勉強したいことはいっぱいあって、そんな時間もないでしょう。

そこでまず、「一面」を読みます。その日の一番のニュースを抑えるわけです。次に、「社説」に目を通してください。話題のニュースなどに対するその新聞社の考えが書かれています。これで、より深くニュースを理解できるようになります。

ほかに読むべきところは、「医療」「福祉」「介護」などに関する記事です。法律の改正が行われたり、社会の動きは日々変化しています。これから医療現場に入ろうとするのであれば、この動きをしっかり抑えましょう。全体がわかっていれば、面接での受け答えも変わってくるはずです。

理数系も復習を しておこう

医療事務職に就くなら、レセプトの完全コンピュータ化にともない、パソコン操作は必須です。

インターネットを活用して、知らないことに出会ったら、徹底的に調べておきましょう。そうすれば、関連の情報もどんどん得られ、知識や情報が格段に広がります。

また、意外に多いのが数学が苦手な医療事務志望の方です。これは、業務の中で必ず向かい合わなければならない課題です。

数学とはいっても、仕事上必要となるのは、あくまでも「算数」のレベルですし、就職試験でもそれほど難易度の高いものは出題されないと思いますので、それほど心配はいらないでしょう。

一般教養試験問題の例　国家公務員（一般職・高卒者）最近の採用試験問題から

問1 図のように道が碁盤目状になっている街で、甲はA地点にある自宅を出て、B地点にあるスーパーで買い物をし、C地点にある病院へお見舞いに行った。その後、D地点にあるレストランで昼食をとり、A地点にある自宅に帰った。このとき、最短の経路は全部で何通りあるか。（数的処理）

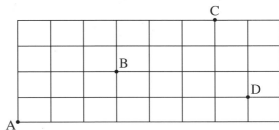

1　900通り　　2　1,600通り　　3　1,800通り　　4　3,200通り　　5　3,600通り

問2 化学反応に関する記述として最も妥当なのはどれか。（自然科学）

1　化学反応では熱の出入りがみられ、酸化は一般に吸熱反応であり、使い捨てカイロには鉄の酸化が利用されている。

2　物質が電子を失う変化を還元、逆に電子を得る変化を酸化といい、両者をまとめて酸化還元反応という。

3　メタン（CH_4）などの炭化水素を完全燃焼させると、二酸化炭素と水が生じる。

4　水素と酸素が化合すると水が生じるが、水を水素と酸素に分解することはできない。

5　塩化ナトリウム（$NaCl$）を水に溶かすとナトリウムは陰イオン、塩素は陽イオンとして電離する。

問3 古代のギリシアやローマに関する記述として最も妥当なのはどれか。（人文科学）

1　ギリシアでは、紀元前8世紀頃に大西洋沿岸にポリスが建設された。ポリスでは、周囲が城壁で囲まれ、各地との交易は制限された。

2　ギリシアでは、紀元前5世紀頃にアテネで、平民による共和政が始まった。その後、貴族の政治参加が進み、平民と貴族による直接民主政に移行した。

3　ローマでは、アレクサンドロスが、北アフリカの商業国家カルタゴを破り、ギリシアとマケドニアを征服するなど、領土を広げた。

4　ローマでは、カエサルが独裁権を握るが、共和派に暗殺された。その後、オクタヴィアヌスがアウグストゥスの称号を受け、元首政が開始された。

5　ローマでは、キリスト教が生まれた。キリスト教徒は、コンスタンティヌス帝の時代に厳しい迫害を受け、カタコンベと呼ばれる地下墳墓に幽閉された。

正解　問1 4　　問2 3　　問3 4

面接試験は こうして突破する

「自己分析」と「言語化」で本番面接に備えよう。
想定問題は必須。

面接は自己アピールの場

面接は、まさに「自己プレゼンテーション」の場です。あなたの人柄がいくらすばらしくても、それをきちんと伝えられなければ、不採用になってしまいます。本番に緊張して考えていることの半分も言えなかった。そうならないためには、「自己分析」と「言語化」が必要なのです。

緊張感でいっぱいの面接の本番で、普段、漠然と考えていることがスラスラとまとまった言葉になる、というようなことは、まずありません。そこで、あなたのアピールポイントを文章化して答えを用意しておきましょう。

面接では何を聞かれる？

医療事務の面接ではいろいろなことを聞かれますが、必ずといっていいほど聞かれるのが「なぜ医療事務職員になりたいか？」という志望動機や「医療事務職員として大切なことは？」といった心構えを聞く質問です。

こういった質問には突然聞かれると、答えに詰まってしまうこともありますので、定番の質問には前もって返事を考えておくといいでしょう。

もちろん、取りつくろった答えをする必要はありません。あくまで、常識的な範囲で正直に答えればいいのです。

なかには、「この病院の受付の対応はどうでしたか？」という質問もあります。これなどは答えにくい質問の代表かもしれません。「わかりやすく対応していただきました」といった答えなどが無難ではないでしょうか。

総合病院のように規模の大きな病院では、人事課長や医事課長が面接をすることが多く、質問も「インフォームドコンセントとリスクマネジメントについてどう思うか？」といった専門的なことを聞かれることがあります。

一方で、診療所やクリニックでは、院長や院長の奥さんが面接をすることが多く、その場合には通勤時間や家族のことなど、働くうえでより具体的な質問が多くなるようです。

代表的な質問例

①なぜ医療事務員になりたいのですか？

②医療事務員として大切なことは何だと思いますか？

③この病院を選んだ理由は何ですか？

④医療事務の仕事ではどんなことをしたいと思いますか？

⑤パソコンは使えますか？　数字は好きですか？

⑥趣味は何ですか？　休日は何をしていますか？

⑦将来はどのようになりたいと思っていますか？

⑧学校ではどんな勉強をしてきましたか？　得意な科目は何ですか？

⑨以前の職場ではどんな経験がありますか？

⑩家族はこの仕事についてどのように思っていますか？

⑪友人は多いほうだと思いますか？

⑫自分の性格を一言でいうと？

⑬あなたがほかの人よりもすぐれていると思う点は何ですか？

⑭毎月10日までは休みはほとんどありませんが大丈夫ですか？

⑮最近の医療についてどう思いますか？

⑯これまでに感銘を受けた本は何ですか？

テーマを絞り込んで考えておく

前のページでは漠然とした質問を並べましたが、答えるときには、それぞれテーマを絞り込んでおく必要があります。

それにはやはり、アピールしたい経験・思いを絞り込んでおかなければなりません。特に、「最近の医療について」というような抽象的な質問に対して

は、自分の経験や思いを直接的に結びつけて、できるだけ具体的に示すようにしましょう。

答えにくい質問があれば、そのテーマについて、あなたはもっと考える必要があるということになります。

特に、面接を受ける医療機関の経営理念や力を入れている取り組みについての情報が得られたら、それに関して自分はどう考えるのかを上手にアピールできるように、文章化しておきたい

面接必勝のためのレッスン

1 名前を呼ばれたら明るく返事。ドアをノックして**「失礼します」**と言いながら入り、両手でドアを閉める。

▼

2 **「○○○○と申します。よろしくお願いいたします」**と言いながら一礼。

▼

3 「どうぞ、おかけください」といわれたら、**「失礼します」**と言いながら着席。

▼

4 前ページ（P193）のような質問を面接官役が問いかけ、それに答える。

▼

5 「わかりました。それでは最後に、何かご質問はありますか?」と言われたら、あなたが必ず確認しておきたいことをたずねる。

▼

6 「これで終わりです」と言われたら、**「ありがとうございました。よろしくお願いいたします」**と一礼。**「失礼します」**と言って、両手でドアを閉めながら出る。

ものです。

アピールポイントが文章化できたら、実際に家族や友人、先生を相手に、面接の練習をしてみるといいでしょう。「できるだけ本番のような状況をつくり、何度も繰り返すこと」が練習のポイントです。

本番当日のポイント

さて、面接本番の日になりました。服装や髪型、お化粧は清潔感があってすっきりしていますか。衛生的な医療の現場にふさわしい清潔感のある外見にまとめてください。

ご飯もしっかり食べて、遅くとも5〜10分前までには所定の場所に到着したいものです。

もちろん、訪問先医療機関では、最初のあいさつ、待合室での態度からしっかり見られていると考えてください。

面接はお見合いの場、という話もあります。面接では、自然でさわやかな表情で、イキイキと自分自身について、また、自分の思いをきちんとわかりやすく伝えてください。

ただし、あまりアピールしようと躍起になって、相手の話をさえぎったりするのはもちろん厳禁です。相手の目を見ながら、ていねいなやりとりを心がけましょう。

採用された場合は、おめでとうございます。ダメだった場合も、相性が悪かった、縁がなかったと割りきって次の目標を設定してください。

誰にでも失敗や苦手なことはあります。そこを取りつくろわず、率直に認めて、謝罪するなり、次に向けて、反省点を生かしましょう。医療事務が必要とされている場は広がっているのですから。

あなたの役割は？

医療機関でも、分業が進んでいるところが多々あります。採用された自分に求められている役割をしっかり果たしましょう。そうすれば、医師やほかのスタッフも、それぞれが自分の仕事に集中できることになります。

そして、そこからはぜひ、仲間との信頼関係を大切にしつつ、自分の持てる能力を最大限に生かして、思う存分、活躍してください。

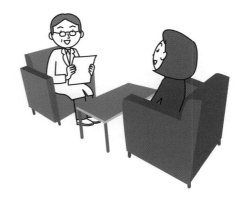

受付

医療施設別採用試験対策法
病院・診療所の場合

性格的な長所を強調、
あとは経験や信念を情熱で伝えて！

コミュニケーション能力は必須

　病院では、医療事務についても分業制になっているところが多くなります。そのため、医師や看護師などの医療スタッフ、患者さんはもちろん、ほかの部署の担当者やほかの医療事務職員ともしっかり連携を取り合って、仕事を進めていかなければなりません。

　そこで必須となるのが、コミュニケーション能力です。

　患者さんとも職員同士でも、うまくコミュニケーションが取れる人であれば、仕事も雰囲気よくできるようになります。職場全体のコミュニケーション能力が高ければ、連帯感を持って仕事ができるというわけです。

　また、患者さんと接するときには、むやみに専門用語を使って患者さんが気分を害さないように、わかりやすく言い換えて伝えることもたいへん重要なのです。

　このように、面接でも、挨拶をしっかりして、質問をじっくり聞いて要点を押さえつつも、ていねいに受け答えをすることで、コミュニケーション能力を大いにアピールしたいものです。

あなたの資質をバランスよくアピール！

　小さな診療所やクリニックでは、あらゆる業務をこなさなければならないことが多くなります。

　また、特徴的な医療を行っている施設であれば、好奇心を持って学んでいくことも重要です。

　そこで、例えば、臨機応変な対応力から、細かい作業への集中力まで、アピールできる性格については幅広く伝えるようにしましょう。

　医療事務の大部分は、一般事務と共通の業務だともいわれます。一般事務の経歴が評価されれば、秘書的にスケジュール管理や一般的な経理なども手がけることもあります。

　統計表をつくるような作業にも、経験が役に立つので、一般事務の経験があれば、ぜひ具体的にアピールをしておきましょう。

やりがいと将来性

● 春山記念病院　医事課 外来リーダー・安間知美さん　医事課 入院リーダー・相馬亜樹子さんの場合

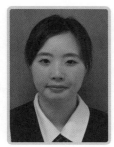

安間さんが、医療事務に従事した、大きな理由は社会に貢献できる仕事に就きたかったからです。多くの医療スタッフと関わることができ、患者さまが元気になった姿が見たときは、自分が少しでもその業務に携わったことに幸せを感じるといいます。分業制を主とする大きな病院から転職した理由も安間さんが抱いていた思いがあったからです。そんな安間さんがこの仕事をするうえで大事なことは、人とのコミュニケーションが好きな人、柔軟性のある人になることだといいます。医療事務の仕事は、受付、電話対応、入院や検査の手続き、案内など人と最初に接する「病院の顔」ともいえる職場です。また、院内では、医師や看護師さんの医療スタッフとのチームワークを要求されます。大変気を遣う仕事ですが、患者さんからの「有難う」、医師や看護師さんの「お疲れさま」の一言が疲れを癒し、次の仕事へのエネルギーになります。

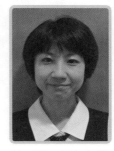

相馬さんが、医療事務の仕事を選択したのは、医療事務の将来性と、病院や診療所などの医療機関は日本全国どこにでもあり、引っ越しなどで勤務先を変えなければならないときも働き場所が探しやすいという理由でした。春山記念病院は新宿という環境もあり、この規模の病院では考えられないくらいの手術の多さで、当然入院患者の方も多く、長期にわたる場合は入院費も高額になります。入院リーダーの大きな仕事のひとつが未集金を出さないようにすることがあります。そのため、患者さまとのコミュニケーションを大切にし、生活環境を把握し、医療費を公費で負担する制度など所得環境にあった制度の利用をすすめ、負担をなるべく少なくする提案をすることです。

患者さんに直接治療を施すことはできませんが、少しでも社会貢献をしていることが実感できる瞬間でもあり、医療事務を選んでよかったと思う瞬間です。

受付

医療施設別採用試験対策法
歯科医院の場合

実務経験はしっかり強調！
第一印象も重要です。

実務経験があると断然有利！

歯科医院での採用でも、医学の知識や資格があれば評価も高く、また、コミュニケーション能力は必須といえます。歯学の知識や資格があれば鬼に金棒といえるでしょう。

特に多いのが、歯科医院での実務経験を重視するケースです。そのため、早くからアルバイトなどとして歯科医院の仕事に携わっておけば有利ですし、将来の転職もしやすいかもしれません。

口の中を扱う場所なので、清潔感は重要です。さらに、明るく健康的な印象を与えられれば、採用の可能性は高くなるでしょう。

また、小児歯科に力を入れている医院も増えているので、子どもが好きでやさしい性格がアピールできるとよいでしょう。

私はこうして採用された❷
子どもの頃からの歯科医院への
あこがれが今も励みに

●山手台クリニック歯科外来勤務　横森美由紀さんの場合

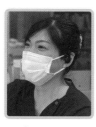

横森さんがこのクリニックに勤めたキッカケは、人材募集の冊子、Webサイトの募集案内でした。

幼い頃に通っていた歯医者さんでやさしく治療を受けた思い出があったことから、歯科医院で働いてみたいと思っていたそうです。

医療事務の仕事については、事務作業の地味な業務をイメージしていたそうですが、勤めてみると現場で動きまわる仕事が主体で、いわゆるデスクワークは思ったより少なくて驚いたそうです。

むしろ、医師や歯科衛生士との距離も近く、和気あいあいとした雰囲気があり、楽しく仕事ができるといいます。

医療施設別採用試験対策法
調剤薬局の場合

専門知識や資格がなくても
患者さんへの思いを伝えて！

人を理解しようとする姿勢が
アピールできるように準備を！

薬局の場合にもやはり、心のこもった対応ができること、性格的な長所をアピールするのは大切です。特に、病院や診療所を離れて、より近い場所で患者さんに接するわけですから、患者さんのことを深く理解する姿勢が求められます。

調剤や調剤報酬に関する知識や資格があればなお有利です。最近では、介護部門がある薬局もあるので、介護の知識があればさらにプラスになります。

コンピュータや医療について自信がなくても、人と接する仕事が好きならば大丈夫です。

あとは、面接できちんとした受け答えができるように練習し、やる気が伝わるようにしておきましょう。予想できる質問については回答を準備しておきましょう。

私はこうして採用された❸
病院での医療事務員としての経験をアピール

●岡本薬局みなみ店　白石敦美さんの場合

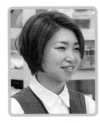

白石敦美さんは、医療事務の資格を取得後、はじめは病院に勤めていました。

そこで、現在の岡本薬局に応募した際には、勤めていた病院での実務経験を積極的にアピールしました。病院と調剤薬局は同じ患者さまが利用されるわけですから、病院での実務経験は、調剤薬局での医療事務の仕事にも必ず生かされるといっていいでしょう。

とはいっても、調剤薬局と病院には大きな違いがあります。患者さまが調剤薬局へ来る目的は、調剤の受け取りですから、病院よりも受付の比重が大きくなり、それだけ医療事務員の存在も大きくなるといえます。

医療事務のコースがある

専門学校等**教育機関リスト**

医療事務のコースがある学校の一部をご紹介します。
学校はその学校法人が運営している中から一例としてあげているものもあり、
全国展開している学校も多くあるので、まずは問い合わせてみてください。

札幌医療秘書福祉専門学校	住所	〒 060-0042 札幌市中央区大通西 18-1-8
	電話	0120-329-350
		https://www.sanko.ac.jp/sapporo-med/

大原医療福祉専門学校	住所	〒 060-0806 札幌市北区北６条西８丁目
	電話	0120-524-008
		https://www.o-hara.ac.jp/senmon/school/sapporo_iryo/course/

日本工学院北海道専門学校	住所	〒 059-8601 登別市札内町 184-3
	電話	0120-666-965
		https://www.nkhs.ac.jp/

北海道ハイテクノロジー専門学校	住所	〒 061-1396 恵庭市恵み野北 2-12-1
	電話	0120-8119-17
		https://www.hht.ac.jp/

仙台医療秘書 福祉＆IT専門学校	住所 〒983-0852 仙台市宮城野区榴岡 4-4-21 電話 0120-379-350 https://www.sanko.ac.jp/sendai-med/
大原情報医療 専門学校新潟校	住所 〒950-0086 新潟市中央区花園 1-3-3 電話 025-246-8888 https://www.o-hara.ac.jp/senmon/school/ niigata_iryo/
国際ビジネス 公務員大学校	住所 〒963-8002 郡山市駅前 1-12-2 電話 0120-1984-41 https://jo-bi.jp/
新潟ビジネス 専門学校	住所 〒950-0088 新潟市中央区万代 1-2-22 電話 0120-981-082 https://www.nbc.ac.jp/
筑波研究学園 専門学校	住所 〒300-0811 土浦市上高津 1601 電話 0120-508-298 https://www.tist.ac.jp/
埼玉 コンピュータ＆ 医療事務専門学校	住所 〒330-0855 さいたま市大宮区上小町 1450-3 電話 0120-710-108 https://www.saitama-cmcc.ac.jp/

千葉情報経理 専門学校	住所	〒 260-0021 千葉市中央区新宿 2-5-2
	電話	043-246-4211
		https://www.akibagakuen.jp/

成田国際福祉 専門学校	住所	〒 286-0014 成田市郷部 583-1
	電話	0476-26-1511
		https://www.naritakokusaifukushi.jp/

日本工学院 専門学校	住所	〒 144-8655 東京都大田区西蒲田 5-23-22
	電話	0120-123-351
		https://www.neec.ac.jp/

大原医療秘書福祉 保育専門学校	住所	〒 101-8351 東京都千代田区西神田 2-4-11
	電話	03-3237-8711
		https://www.o-hara.ac.jp/senmon/school/tokyo_iryo/ ※他に首都圏には、池袋校、立川校、町田校、横浜校、千葉校、津田沼校、 柏校、水戸校、大宮校、水戸校、宇都宮校、高崎校などがあります。

東京医療秘書 福祉＆IT専門学校	住所	〒 113-0033 東京都文京区本郷 3-23-16
	電話	0120-160-350
		https://www.sanko.ac.jp/tokyo-med/

早稲田速記医療 福祉専門学校	住所	〒 171-8543 東京都豊島区高田 3-11-17
	電話	03-3208-8461
		https://www.wasedasokki.jp/

東京豊島 IT 医療福祉専門学校

住所 〒 171-0022
東京都豊島区南池袋 2-8-9
電話 0120-846-218
https://www.tokyo-toshima.ac.jp

東京医薬看護専門学校

住所 〒 134-0084
東京都江戸川区東葛西 6-5-12
電話 0120-06-1610
https://www.tcm.ac.jp/

日本医歯薬専門学校

住所 〒 166-0003
東京都杉並区高円寺南 2-44-1
電話 0120-148941
https://www.ishiyaku.ac.jp/

日本工学院八王子専門学校

住所 〒 192-0983
八王子市片倉町 1404-1
電話 0120-444-700
https://www.neec.ac.jp/hachioji/

横浜医療秘書専門学校

住所 〒 221-0033
横浜市中区長者町 4-9-10
電話 0120-35-1504
https://www.sanko.ac.jp/yokohama-med/

名古屋医療秘書福祉＆IT専門学校

住所 〒 451-0045
名古屋市西区名駅 2-27-28
電話 0120-16-1148
https://www.sanko.ac.jp/nagoya-med/

大阪医療技術学園 専門学校	〒 530-0044 大阪市北区東天満 2-1-30 0120-78-2501 https://www.ocmt.ac.jp/
大原医療福祉製菓 専門学校梅田校	住所 〒 530-0051 大阪市北区太融寺町 2-14 電話 06-6130-7411 https://www.o-hara.ac.jp/senmon/school/umeda_iryo/ ※他に関西圏には、難波校、京都校、神戸校、和歌山校などが あります。
大阪医療秘書 福祉&IT専門学校	〒 532-0011 大阪市淀川区西中島 3-4-10 0120-8739-93 https://www.sanko.ac.jp/osaka-med/
大原医療スポーツ 製菓専門学校 北九州校	〒 802-0002 北九州市小倉北区京町 3-9-20 093-551-0820 https://www.o-hara.ac.jp/senmon/school/ kitakyusyu_iryo/course/
福岡医療秘書 福祉専門学校	住所 〒 812-0011 福岡市博多区博多駅前 4-17-11 電話 0120-282-633 https://www.sanko.ac.jp/fukuoka-med/
大原保育医療 福祉専門学校 福岡校	〒 812-0026 福岡市博多区上川端町 14-13 092-271-2942 https://www.o-hara.ac.jp/senmon/school/ fukuoka_iryo/

福岡医健・スポーツ専門学校

住所 〒 812-0032
福岡市博多区石城町 7-30

電話 0120-717-261

https://www.iken.ac.jp/

宮崎情報ビジネス医療専門学校

住所 〒 880-0806
宮崎市広島 2-10-21

電話 0120-53-1030

https://www.miyajobi.ac.jp/

医療事務のコースがある

スクールリスト

学校法人ではなく、株式会社等が運営する
スクールの一覧です。

ニチイ学館

住所 〒 101-0062
東京都千代田区神田駿河台 4-6
御茶ノ水ソラシティ

電話 0120-555-212

https://www.e-nichii.net/

日本医療事務協会

住所 〒 160-0023
東京都新宿区西新宿 1-23-7
新宿ファーストウエスト 7F

電話 0120-39-8653

https://www.ijinet.com/

ヒューマンアカデミー新宿南口校

住所 〒 160-0022
東京都新宿区新宿 3-1-13
京王新宿追分ビル 8F

電話 0120-15-4149

https://haa.athuman.com/

ソラスト	住所	〒 108-8210 東京都港区港南 1-7-18 A-PLACE 品川東 6F
	電話	0120-33-5533
		https://solasto-learning.com/

医 療 事 務 関 連

官庁等団体リスト

医療事務や診療報酬に関係する
官庁などの一覧です。

厚生労働省	住所	〒 100-8916 東京都千代田区霞が関 1-2-2
	電話	03-5253-1111
		https://www.mhlw.go.jp/

環境省	住所	〒 100-8975 東京都千代田区霞が関 1-2-2 中央合同庁舎 5 号館
	電話	03-3581-3351
		https://www.env.go.jp/

公益社団法人 日本医師会	住所	〒 113-8621 東京都文京区本駒込 2-28-16
	電話	03-3946-2121
		https://www.med.or.jp/

公益社団法人 日本歯科医師会	住所	〒 102-0073 東京都千代田区九段北 4-1-20
	電話	03-3262-9321
		https://www.jda.or.jp/

206

公益社団法人 日本薬剤師会	住所	〒 160-8389 東京都新宿区四谷 3-3-1 四谷安田ビル 7F
	電話	03-3353-1170
	https://www.nichiyaku.or.jp/	

独立行政法人 福祉医療機構	住所	〒 105-8486 東京都港区虎ノ門 4-3-13 ヒューリック神谷町ビル 1・9・10 階
	電話	03-3438-0211
	https://www.wam.go.jp/hp/	

社会保険診療報酬 支払基金	住所	〒 105-0004 東京都港区新橋 2-1-3
	電話	03-3591-7441
	https://www.ssk.or.jp/	

公益社団法人 国民健康保険 中央会	住所	〒 100-0014 東京都千代田区永田町 1-11-35 全国町村会館
	電話	03-3581-6821
	https://www.kokuho.or.jp/	

一般財団法人 医療情報システム 開発センター	住所	〒 162-0825 東京都新宿区神楽坂 1-1　三幸ビル2F
	電話	03-3267-1921
	https://www.medis.or.jp/	

- ●編集協力　岡本弘美
- ●イラスト　アップライン株式会社

● 監修者紹介 ●

青地記代子（あおち・きよこ）

1992年に有限会社（現・株式会社）ケイ・エイ・インターナショナルを設立し、医療機関で診療報酬を中心とした収支改善などのコンサルティング業務を行うほか、公益社団法人日本医業経営コンサルタント協会東京都支部にて、東京都医療勤務環境改善支援センターの医業経営アドバイザーとして、医師の働き方改革推進に携わっている。そのほか、専門学校・短期大学の非常勤講師、問題集の執筆など、多岐に活動中。認定登録 医業経営コンサルタント。

最新　医療事務のすべてがわかる本

2024年4月1日　第1刷発行

監修者
青地記代子

発行者
吉田芳史

デザイン・DTP
アップライン株式会社

印刷所
株式会社文化カラー印刷

製本所
鶴亀製本株式会社

発行所

株式会社 日本文芸社

〒100-0003　東京都千代田区一ツ橋1-1-1　パレスサイドビル8F
TEL . 03-5224-6460（代表）

内容に関するお問い合わせは、小社ウェブサイトお問い合わせフォームまでお願いいたします。
URL　https://www.nihonbungeisha.co.jp/

© Nihonbungeisha 2024
Printed in Japan 112240322- 112240322Ⓝ01　（372021）
ISBN978-4-537-22200-5

編集担当　三浦